DOCTEUR JOSEPH PICHON

LITHIASE BILIAIRE

ET

Fièvre Typhoïde

IMP. P. LEGENDRE & Cie — LYON

LITHIASE BILIAIRE

ET

Fièvre Typhoïde

PAR

Le Docteur Joseph PICHON

LYON

IMPRIMERIE PAUL LEGENDRE & Cie

Ancienne Maison A. WALTENER

14, rue Bellecordière, 14

1900

*Pendant l'hiver 1898-1899, nous avons vu, dans
la quatrième salle des Femmes, une malade atteinte
de fièvre typhoïde, prendre, pendant sa convalescence, des coliques hépatiques violentes.*

*Nous regrettons de n'avoir pu retrouver cette
observation.*

*Quelques semaines après, l'un de nos amis, qui
avait eu aussi une fièvre typhoïde était en proie à des
coliques hépatiques.*

*Sur les conseils de M. Lyonnet, médecin des
Hôpitaux, nous avons résolu d'étudier spécialement
les rapports des deux affections et d'en faire l'objet
de notre thèse.*

*Pour l'exposé du sujet, nous suivrons l'ordre sui-
vant :*

*Dans un premier chapitre, nous ferons l'histo-
rique de la question, dans un deuxième nous trai-
terons de l'étiologie générale de la lithiase biliaire ;
puis viendront l'étude des infections biliaires dans
la fièvre typhoïde, les preuves cliniques et bactériologiques de la lithiase typhique. Nous dirons ensuite*

quelques mots du traitement préventif de la lithiase, et nous donnerons les observations.

*
* *

Mais avant d'entrer dans notre sujet, nous sommes heureux de pouvoir dire à nos maîtres ce que nous leur devons.

A M. Lyonnet revient non seulement l'idée première de notre thèse. Nous lui étions redevable déjà de services rendus dans d'autres circonstances pénibles. Le meilleur moyen de lui marquer notre reconnaissance, ç'eût été de faire un travail digne de lui : nous n'espérons pas y avoir réussi, mais nous conserverons toujours le souvenir de sa bonté et de son extrême obligeance.

En daignant accepter la présidence de notre thèse, M. le professeur Lépine nous fait un honneur auquel nous sommes très sensible et dont il nous permettra de le remercier bien sincèrement.

MM. Dufourt et Vauthey, médecins consultants à Vichy, nous ont accueilli avec amabilité pour nous donner quelques conseils au sujet de notre thèse. Nous leur en exprimons toute notre reconnaissance.

A tous nos maîtres dans les hôpitaux nous devons un témoignage de gratitude et en particulier à MM. les professeurs Gayet et Gailleton, à M. Rabot, médeciu des Hôpitaux, à M. le professeur agrégé Rollet, pour la bienveillante sympathie qu'ils nous ont prodiguée durant nos années d'externat. Nous n'aurions garde d'oublier, dans notre tribut de reconnaissance, MM. Aurand, Jacqueau, Coignet, Georges Gayet, chefs de clinique, auprès desquels il était si agréable de s'instruire.

M. le Dr Adenot, chirurgien suppléant, après avoir été quelque temps notre chef de service a bien voulu nous honorer de quelques marques de confiance ; nous l'en remercions vivement.

Enfin, nous prions M. Garel et M. Gangolphe, qui ont mis gracieusement à notre service leur merveilleuse dextérité d'accepter, le faible hommage de nos remerciements pour leur bienfait.

CHAPITRE PREMIER

Historique.

La question de la lithiase biliaire d'origine thyphique, quoique née d'hier, a suscité déjà de nombreux travaux. Nous n'avons pas la prétention de faire un historique complet de la question. Qu'il nous suffise de faire voir par quelles étapes est passée la théorie infectieuse de la lithiase biliaire en général, puis quels sont les auteurs qui ont fait voir les rapports de la lithiase biliaire et de la fièvre typhoïde.

$$*_*^*$$

Galippe (1) en 1886, rencontrant des bacilles dans les calculs salivaires, concluait que des microbes « peuvent exercer, dans les liquides de l'organisme,

(1) GALIPPE. — *Journal des Sc. Médicales*, 26 mars 1886.

des actions chimiques électives, provoquer des dédoublements ou la précipitation de substances solubles à l'état normal ».

Mekel, Hein, Lobstein avaient déjà bien montré le rôle des altérations de la vésicule biliaire dans la production des calculs : la théorie du catarrhe lithogène est connue de tous. Frerichs (maladies du foie, Paris 1862), s'élevait contre l'idée admise alors d'une diathèse spéciale présidant à la formation des calculs. Pour lui, la précipitation des éléments biliaires était d'ordre purement mécanique et relevait d'une altération locale et, en particulier, d'un excès de chaux. Cette théorie fit des adhérents, parmi lesquels nous rencontrons Barth, Besnier.

Mais il y avait loin encore de ces idées à la conception de Galippe. Il fallait les progrès de la bactériologie, ouvrant des horizons nouveaux pour jeter un peu de jour sur ce coin encore bien inexploré de la pathologie générale.

Le premier pas de Galippe dans cette voie fut suivi bientôt par M. Netter (1) qui montra la possibilité de l'infection de la bile et du cholédoque, jusque là réputés aseptiques, par les hôtes normaux du duodénum, et MM. Charrin et Roger (2) qui denièrent à la bile son pouvoir antiseptique.

Puis, MM. Gilbert et Girode (3), Charrin et Roger

---

(1) NETTER. — *Progrès Médical*, 1886.

(2) CHARRIN et ROGER. — Société de Biologie, 1886.

(3) GILBERT et GIRODE. — Société de Biologie, décembre 1890 et mars 1891.

démontraient, expérimentalement, la possibilité des angiocholites d'origine microbienne et, en particulier, d'origine typhique (1).

M. Dupré, dans sa thèse de Paris, 1891, fit voir combien sont fréquentes les infections des voies biliaires et, spécialement, par le bacille d'Eberth, question déjà étudiée par Hagenmuller (2) à une époque antérieure à la bactériologie. Il constata la longévité du bacille dans la vésicule biliaire et se demanda si cette évolution du bacille après la guérison de la fièvre typhoïde ne pouvait pas avoir, elle-même, des conséquences et, en particulier, la lithiase biliaire.

Dès lors, expérimentateurs et cliniciens rivalisent pour dénoncer les méfaits du bacille d'Eberth et du coli-bacille dans les voies biliaires.

M. Letienne, dans sa thèse inaugurale de 1891, mettait en relief la fréquence des infections de la bile dans les maladies : infections qui peuvent ne se se manifester par aucun symptôme cliniquement appréciable, mais produisent dans la bile la précipitation des éléments constituants, suivant l'idée émise par Galippe.

M. Naunyn, au dixième Congrès des médecins allemands, tenu à Wiesbaden dans la même année, combat, avec éloquence, la théorie de M. Bouchard. Celui-ci avait fait de la lithiase une maladie diathésique au même terme que l'arthritisme, la goutte,

(1) GILBERT et GIRODE. — Société de Biologie, mai 1891.
(2) HAGENMULLER. — Thèse Paris 1876.

l'obésité : les calculs se formant sous l'influence d'une abondance trop grande de cholestérine et de chaux, précipitant à leur tour, par un manque de dissolvants alcalins.

M. Naunyn montre, au contraire, la constance de la cholestérine et de la chaux à l'état sain, et la suffisance permanente des sels biliaires de potasse et de soude pour maintenir tous les éléments en dissolution. Il propose de substituer à la théorie ancienne, mal fondée, celle de l'infection.

Mais cette théorie n'a pour elle encore que le manque de preuves de sa devancière, la précipitation des éléments biliaires *in vitro* par les micro-organismes (expériences de M. Letienne). L'origine infectieuse des cholécystites, au contraire, bien et facilement établie par l'expérimentation, la clinique et la constatation des micro-organismes dans la bile, semble riche de promesses pour élucider le mécanisme intime de la lithiase. Ne va-t-on pas les faire dériver toutes deux d'un même point d'origine ?

En 1893, M. Dufourt (1) rapporta l'histoire de 19 lithiasiques dans les antécédents desquels il avait noté la fièvre typhoïde.

MM. Gilbert et Dominici (2), examinant les calculs de six lithiasiques, trouvèrent le coli bacille vivant, colorable et cultivable dans les calculs jeunes: l'examen des vieux calculs resta négatif; dans un

---

(1) DUFOURT. — *Revue de Médecine.*
(2) GILBERT et DOMINICI. — Soc. de Biol., juin 1894.

cas ancien les bacilles pouvaient être décelés dans le calcul, mais la culture restait stérile.

MM. Gilbert et Fournier continuèrent les recherches sur la bactériologie des calculs, et constatèrent des bacilles vivants dans un tiers des cas.

Ces constatations semblaient devoir résoudre la question. Pour M. Fournier, dans sa thèse de 1895, la période de certitude avait commencé avec la communication de MM. Gilbert et Dominici à la Société de Biologie, 16 juin 1894. Il concluait que la théorie microbienne de la lithiase biliaire répond à la majorité des cas; que la présence des micro-organismes dans la bile amène la précipitation de ses éléments par l'intermédiaire d'une angiocholite et d'une cholécystite légère.

Mais les partisans de la théorie diathésique n'avaient-ils pas signalé, avec raison, l'envahissement plus fréquent par les bacilles des vésicules atteintes de lithiase? Et dès lors, la pénétration secondaire des calculs par les micro-organismes avait pu s'effectuer par les canalicules décrits dans l'intérieur des calculs par M. Naunyn. Les auteurs eux-mêmes reconnaissaient que cette pénétration pouvait s'effectuer et la reproduisaient *in vitro*. MM. Gilbert et Fournier (1) montraient en revanche que, à côté des calculs pénétrables, il en est d'autres pourvus d'une coque pigmentaire que les bacilles ne peuvent franchir.

Une dernière objection était à prévoir. Les bacil-

____

(1) GILBERT et FOURNIER. — Soc. de Biologie, février 1895.

les se trouvant au centre des calculs pouvaient n'être
là qu'à titre contingent, avoir été englobés par les
éléments constituants, sans avoir en rien contribué
à la précipitation des sels biliaires.

L'analyse micro-biologique ne les décelait,
du reste, pas dans tous les cas (M. Gumprecht (1),
M. Mignot (2).

Aussi les critiques récentes de M. Chauffard (3)
firent-elles bien voir la nécessité d'une preuve qui
permettrait d'assister, pour ainsi dire, à la formation
du calcul sous l'influence des micro-organismes.

L'expérimentation seule pouvait la donner. Jusqu'ici elle n'avait obtenu que des cholécystites ; M.
Mignot, dans une série d'expériences variées et bien
conduites put enfin présenter à la Société de Chirurgie du 19 mai 1897, des calculs obtenus expérimentalement par infection de la vésicule chez des co-
bayes.

Ayant indiqué sa méthode à MM. Gilbert et Fournier (4) ceux-ci obtinrent aussi des concrétions biliaires.

Les expériences de M. Mignot permettaient, en
outre, de se rendre compte des conditions qui président à la formation des calculs : nécessité de l'infection, atténuation plus ou moins grande de l'agent

(1) GUMPRECHT. — *Deutsch. med. Wochenschrift*, 4 avril
1895.

(2) MIGNOT. — *Archives de Médecine*, février 1897.

(3) CHAUFFARD. — *Revue de Médecine*, février 1897.

(4) GILBERT et FOURNIER. — Société de Biologie, octobre 1897.

infectieux, obstacle à l'expulsion prématurée de l'ébauche du calcul.

On pouvait, dès lors, légitimement conclure que là où il y a eu infection des voies biliaires et ensuite accidents de lithiase, celle-ci a été déterminée par celle-là.

Malgré ces brillants résultats, la solution complète de l'origine de tous les cas de lithiase biliaire n'est cependant pas encore donnée. La question reste pendante, notamment quand on ne trouve pas d'antécédents infectieux chez les lithiasiques ; l'explication, dans ces derniers cas, et même dans ceux où l'origine infectieuse paraît nette, de sa plus grande fréquence chez la femme, et surtout dans certaines familles ; de son association à a'autres prédispositions morbides est difficile à donner d'une façon satisfaisante et certaine.

⁎

On connaissait depuis longtemps la fréquence des déterminations de la dothiénentérie sur l'appareil hépato-biliaire. Louis (1), Sauter, 1871, Lendlet, 1863. Chedevergne, 1864, signalaient les altérations de la vésicule à l'autopsie des typhiques. Hagenmuller, en 1876, rapportait 18 cas de cholécystite typhique, dont 11 cas non diagnostiqués. Monneret et Charcot décrivaient la fièvre bilio-septique hépatalgique due à la résorption du poison morbide.

(1) LOUIS. — Recherches sur la fièvre typhoïde, 1841. t. I.

Depuis l'ouverture de l'ère antiseptique, les travaux sur les manifestations hépatiques du bacille d'Eberth se sont multipliés et en ont signalé les manifestations infinies.

Ce ne peut être qu'une simple infection de la bile sans lésion des conduits biliaires (M. Dupré), pouvant, pendant ou après la dothiénentérie, déterminer de l'angiocholite et de la cholécystite avec toute une échelle de gravité; depuis la cholécystite catarrhale légère, desquamative aboutissant à la sclérose de la vésicule et à la péricholécystite (1), jusqu'à la perforation par l'intermédiaire du phlegmon ou de la gangrène (2).

L'ictère n'est pas non plus exceptionnel (Griesinger, Murchinson), pouvant aller depuis le simple ictère infectieux bénin jusqu'à l'ictère grave (cas de Sabourin. *Revue de Médecine*, 1382) et même à la dégénérescence du parenchyme hépatique (Obs. de M. Dupré).

L'abcès du foie, plus rare, a été aussi rencontré par MM. Lannois et Lyonnet (3).

En présence de ces complications si nombreuses de la fièvre typhoïde sur l'appareil biliaire, à quelque stade que l'on fût de la démonstration de l'origine infectieuse de la lithiase, on ne pouvait manquer de se demander parallèlement si elle ne pouvait être produite par les cholécystites de la fièvre typhoïde.

(1) THIRIAR. — Congrès de Chirurgie, 1885.
(2) DAURIAC. — Th. de Paris, 1896.
(3) LANNOIS. — Congrès de Bordeaux, 1895.

Cette origine avait été déjà pressentie au point de vue clinique par Bernheim (1).

En 1893, dans la *Revue de Médecine*, M. Dufourt cite quatorze observations dans lesquelles la lithiase semble avoir résulté de la fièvre typhoïde.

MM. Gilbert et Fournier citent une observation qui paraît fort probante de fièvre typhoïde compliquée de parotidite double et suivie de lithiase biliaire.

Hanot (2) dit qu'il en rencontre trois cas. Dans l'un, l'autopsie permet de constater les lésions de la cholécystite typique et la présence de calculs récents au centre desquels on trouve le bacille d'Eberth.

Dans un cas de M. Milian, le bacille existe dans la paroi et dans les calculs.

M. Chauffard (3), se fait le défenseur de la théorie de M. Bouchard et critique les constatations bactériologiques des auteurs précédents. Nous réservons à plus tard de comparer ces résultats à leur critique.

Du reste, la production expérimentale des calculs, non seulement au moyen du coli-bacille, mais au moyen du bacille d'Eberth vient fournir entre les mains de MM. Mignot, Gilbert et Fournier, une preuve victorieuse.

Depuis, les observations se multiplient à l'étranger. M. Cushing (4) cite huit cas nouveaux dus au

(1) BERNHEIM. — Dict. de Dechambre, article : ictère.

(2) HANOT. — *Bulletin Médical*, 1895.

(3) CHAUFFARD. — *Revue de Médecine*, 1897.

(4) CUSHING. — *Bulletin of the Jobins Hohns Hospital*, 1899.

bacille d'Eberth rassemblés dans les littératures étrangères, et six cas qui auraient été produits par le coli bacille.

On trouvera quelques-uns des premiers dans nos observations.

CHAPITRE II

Rôle des infections dans la pathogénie de la lithiase biliaire.

L'origine microbienne de la lithiase biliaire paraît actuellement bien établie par l'origine des éléments constituants des calculs, les faits cliniques et la bactériologie : analyses microbiologiques des calculs et leur reproduction expérimentale.

*
* *

Les calculs biliaires sont formés, pour la plupart, d'une proportion notable de cholestérine et de chaux combinée avec la bilirubine pour former le bilirubinate de chaux.

On y trouve aussi du carbonate de chaux et des produits dérivés de la bilirubine tels que biliverdine, bilicyanine, bilifuscine, etc., ordinairement en combinaison avec la chaux.

2 P

Les acides biliaires et les acides gras s'y rencontrent aussi en combinaison, de même que le fer, mais n'ont aucune importance dans le mécanisme de la formation des calculs.

Pour les anciens auteurs, les calculs biliaires apparaissent lorsque la bile est surchargée de substances lithogénes, c'est-à-dire de cholestérine et de sels calciques de bilirubine. Quant à la cause de cette surcharge, les opinions diffèrent.

Les uns, M. Bouchard et ses partisans, accusent une sécrétion exagérée de cholestérine et de chaux de surcharger ainsi la bile, et attribuent cette sécrétion exagérée de cholestérine à une proportion excessive de cette substance dans l'économie sous l'effet d'une anomalie des échanges moléculaires, (ralentissement de la nutrition).

C'est ainsi qu'ils font intervenir la diathèse goutteuse, l'obésité, une alimentation trop riche ou la trop forte proportion de graisse introduite dans l'organisme.

Pour certains d'entre eux, la richesse de la bile en matières grasses serait en relation avec un apport exagéré de chaux dans l'alimentation.

D'autres invoquent simplement une surcharge relative de la bile en substances lithogénes et recherchent la cause de la formation des calculs dans une diminution du pouvoir dissolvant de la bile à l'égard de ces substances.

D'après Tudichum, la cholestérine est maintenue en dissolution par des sels biliaires ; ces sels, sous l'influence de la stagnation, se décomposent ; le milieu devient acide et la bile perd son pouvoir dissolvant à l'égard de la cholestérine.

L'acidité de la bile produite dans ce cas donnerait aussi, d'après Frerichs, naissance à la production des sels de chaux.

La chaux est contenue dans les flocons du mucus qui joue le rôle de centre de cristalisation, et le mucus est en excès dans le cas de catarrhe vésiculaire.

Enfin, on a dit que les fermentations du duodénum pouvaient rendre la bile acide et favoriser ainsi la précipitation de la cholestérine.

Mais ce trouble de la sécrétion biliaire tient-il à un état général, trouble de nutrition, ou à une viciation du liquide par altération des parois ?

Comme l'indique M. Naunyn, la cholestérine n'est nullement un produit de la nutrition générale ; elle ne représente pas une fonction spécifique du foie, à la manière des acides biliaires. Le taux de la cholestérine dans la bile est remarquablement constant, 2 0/0 des éléments solides, et, d'après les recherches de Kausch, il n'augmente pas dans les diverses maladies, sauf quand il existe des calculs de cholestérine dans les voies bilaires. Il n'est pas non plus influencé par le genre d'alimentation. MM. Thomas et Jankau ont pu constater sa quantité à peu près invariable en faisant ingérer de la cholestérine à des chiens ou en utilisant la voie hypodermique ; en les alimentant abondamment ou parcimonieusement d'albuminoïdes, de carbone ou de matières grasses. Il en est de même de la proportion du calcium contenu dans la bile.

M. Dufourt, lui-même, il est vrai, objecte à ces
expériences que, peut-être la cholestérine ingérée
subit des transformations inconnues dans l'organisme ; cette dyscrasie qui produit la cholestérine
en excès est peut-être impossible à créer artificiel-
lement ; et pourquoi, enfin, cette plus grande abondance de cholestérine dans la bile calculeuse ne
vient-elle pas du foie plutôt que de la vésicule ?

M. Dufourt doit lui-même répondre en partie à ses
objections en prouvant l'origine cystique de la cholestérine.

La précipitation de la cholestérine dans la bile ne
se fait pas davantage par le manque de dissolvants.
Les sels biliaires, les savons, les matières grasses
qui remplissent ce rôle, sont toujours, d'après
M. Naunyn, en quantité plus que suffisante à la température normale de l'organisme.

Il est certain aujourd'hui que c'est, pour la majeure
partie, aux dépens de l'épithélium des voies biliaires
et en particulier de la vésicule, que naissent la cholestérine et la chaux qui doivent entrer en combinaison avec la bilirubine.

« Il est facile (1) de se rendre compte de l'origine
épithéliale de la cholestérine. Si comme l'indique M. Naunyn, on examine au microscope de la
bile d'individus âgés, on constate une abondante
desquamation de l'épithélium de la muqueuse. Un
grand nombre de cellules sont déjà en pleine dégé-

(1) A. Gilbert et L. Fournier. — Pathogénie de la lith. bil.,
Presse Méd., 21 mai 1898.

nérescence et, tandis que, çà et là, on trouve en dehors des cellules des masses amorphes refringentes, dans quelques points on voit aussi de petites masses analogues sortir des cellules desquamées. Que l'on ajoute un peu d'acide acétique, et ces masses se cristallisent : c'est de la cholestérine ».

« Déjà Bristowe, en 1898, avait constaté la réalité de cette origine de la cholestérine. Dans une vésicule à peu près oblitérée, il trouva, en différents points, des cavités revêtues de muqueuse et, dans ces cavités, des masses de cholestérine molle. MM. Doyon et Dufourt (1) en comparant chez le chien de la bile vésiculaire à la bile de fistule, ont pu affirmer aussi que la cholestérine provient en grande partie de la muqueuse ».

« L'origine muqueuse de la chaux est indéniable, le mucus et les cellules épithéliales dégénérées fournissent une quantité relativement considérable de cette substance ».

« On sait, d'autre part, que la bilirubine se combine à la chaux, pour former un sel insoluble que l'on trouve d'ailleurs très souvent au centre des calculs en même temps que des débris épithéliaux. Cette précipitation du bilirubinate de chaux est favorisée, comme les expériences de Steinmann le démontrent pour tous les sels de chaux, par la présence de l'albumine mise en liberté par les cellules épithéliales ».

(1) Société de Biologie, 14 mai 1896. *Archives de physiologie.* 96. p. 586.

« Ces faits conduisent à rechercher les causes mêmes de la desquamation épithéliale de la muqueuse des voies biliaires ».

« Faut-il l'attribuer à la bile elle-même et considérer ce liquide comme un poison protoplasmique amenant la destruction de l'épithélium ? »

« De nombreux faits plaident contre cette hypothèse et l'on sait parfaitement aujourd'hui que la bile est inoffensive pour les tissus, le péritoine, par exemple, à la seule condition d'être aseptique ».

M. Galippe et M. Letienne (1) pensent que les phénomènes bio-chimiques, causés par la présence des microbes virulents ou non virulents dans la vésicule biliaire, peuvent entraîner la formation des calculs biliaires. Naunyn tendrait à partager aussi leur opinion. Mais, pour nous, la seule présence dans la bile de micro-organismes sans lésions des parois des conduits n'expliquerait pas la présence exagérée de la cholestérine et de la chaux.

Il est donc nécessaire de faire intervenir comme cause productrice, une angio-cholécystite dont la nature infectieuse est surabondamment prouvée.

Comment s'effectue la précipitation des éléments des calculs et leur développement? Nous préférons l'étudier après le rapport des belles expériences de M. Mignot, qui font bien voir le mécanisme intime de ces phénomènes.

(1) LETIENNE. — Congrès de Bordeaux, 1891.

*
* *

La preuve clinique d'une telle origine de la lithiase biliaire est faite, désormais, pour ce qui concerne la fièvre typhoïde

Mais, établir un rapport de cause à effet entre l'infection par l'agent le plus habituel, le coli-bacille, et la lithiase, est souvent chose fort difficile. On voit en effet fréquemment, de la lithiase biliaire survenir après des maladies quelles qu'elles soient, ou même sans aucun antécédent pathologique.

Ce que l'on sait seulement, c'est la fréquence des infections biliaires à l'état de maladie (1). Le fait n'a, du reste, rien de très étonnant. Le coli-bacille, hôte normal de l'intestin, est l'agent principal des affections des organes qui avoisinent le tube digestif. De plus, il est très mobile. Vienne une cause, même légère, qui favorise son ascension dans le cholédoque et l'infection est réalisée.

La stase biliaire, par exemple, a un rôle très important, ainsi que l'avait déjà fait voir M. Naunyn. C'est là qu'il faut rechercher la cause de la fréquence de la lithiase chez les vieillards, par suite de la diminution des fibres musculaires de la vésicule; chez la femme, à cause du relâchement des parois intestinales, des compressions produites par la grossesse ou l'abus du corset.

---

(1) Letienne. — Th. de Paris, 1891.

Mais la stagnation de la bile est réalisée surtout dans les maladies fébriles (1).

Il faut donc s'attendre à voir la lithiase survenir dans les maladies fébriles à prédominance intestinale.

Un certain rôle doit être attribué aussi parfois (M. Fournier) aux parasites intestinaux, remontant de l'intestin dans le duodénum, aux corps étrangers provenant de l'alimentation.

Les troubles gastro-intestinaux ont une importance considérable dans les antécédents des lithiasiques. M. Ollier a trouvé une dyspepsie ancienne dans 37 0/0 des cas de lithiase biliaire, M. Dufourt à peu près les mêmes chiffres.

Le catarrhe gastro-intestinal agirait en augmentant la virulence du coli-bacille.

M. Dufourt a montré, fait plus important encore, les rapports de l'ictère catarrhal et de la lithiase biliaire. Il rapporte deux cas démonstratifs :

Une femme de 50 ans, qui n'a eu pour toute maladie que du rhumatisme musculaire, prend un ictère catarrhal, qui dure quinze jours, se caractérisant par fièvre, vomissements, embarras gastrique, ictère et, deux mois après sa guérison, a une attaque de colique hépatique avec ictère.

Un homme de 52 ans, est atteint d'un ictère catarrhal qui dure huit jours ; trois semaines après, coliques hépatiques, subictère, urine acajou.

Et, M. Dufourt fait remarquer que tout, ici, porte à « admettre l'ordre de succession des faits, tels qu'ils

(1) PISENTI. — *Arch. fur. experim. path. med. pharm..* 1886.

ont été constatés » et non pas à renverser la proposition et dire qu'il y a eu lithiase préexistante et
ignorée, puis infection par suite de la lithiase.

Nous oserons ajouter que la bénignité relative de
cette infection, dans les cas de gastro-entérite, d'ictère catarrhal (car le coli bacille peut produire la
suppuration en d'autres circonstances), est peut-
être le motif pour lequel elle ne produit que de l'angiocholite légère, de la lithiase au lieu de donner
naissance à des lésions plus profondes. C'est aussi
grâce à ce que les symptômes de cette infection
biliaire passent souvent inaperçus, que la lithiase
biliaire, constatée cliniquement ou anatomiquement,
paraît beaucoup plus fréquente que l'infection elle-
même.

*
* *

Pour vérifier, du reste, l'importance de l'infection
biliaire dans ces cas où elle n'a pas donné lieu à des
phénomènes symptomatiques, nous avons la constatation de micro-organismes au sein des calculs.

Des essais avaient été faits, mais en vain, par M. Dufourt, qui pressentait bien l'importance du résultat
souhaité pour étayer la théorie qu'il avait puissam-
ment contribué à édifier par ses constatations cliniques. MM. Gilbert et Dominici (1), les premiers, arrivèrent à un résultat et, par l'examen de six séries de
calculs mirent en évidence :

(1) Soc. de Biol. 1894, 16 juin.

1. La présence au centre de certains calculs, du coli bacille bien déterminé.

2. La fertilité des calculs jeunes.

3. La présence, dans les calculs plus anciens, de formes baccillaires, de microbes morts.

4. Enfin, l'absence de toute forme microbienne colorable dans les calculs très âgés et la stérilité absolue du centre de ces calculs.

Ils répondaient ainsi, à l'avance, par la différence microbienne des calculs jeunes et vieux aux critiques de M. Chauffard (1) qui devait tirer argument de la présence inconstante des micro-organismes au centre des calculs.

MM. Hanot et Letienne (2) Gilbert et Fournier (3), poursuivirent cette étude et arrivèrent aux mêmes conclusions, savoir que les calculs sont habités dans près de la moitié des cas, par le coli bacille, que les calculs inhabités sont les plus anciens.

' Mais, dans les cas où l'on trouve en même temps dans la bile et dans les calculs le même micro-organisme, on pourrait changer la proposition et supposer qu'il y a eu lithiase antérieure, puis, pénétration ou calcul par les canaux de Naunyn (4).

Cette pénétration, MM. Gilbert et Fournier (5) l'ont en effet reproduite, dans certains cas, sur des calculs

---

(1) *Revue de Méd.*, février 1899.

(2) Congrès de Bordeaux 1895. — Soc. de Biol., 21 décembre 1896.

(3) Soc. de Biol., 8 février 1896.

(4) Chauffard. — *Loco citato.*

(5) *Loco citato.*

volumineux, non recouverts de coque pigmentaire ; mais ils n'ont pu la réaliser dans les calculs appartenant à la catégorie des calculs pigmentaires.

« La pénétration secondaire des calculs par les micro-organismes ne peut donc être invoquée pour expliquer, dans la généralité des cas, la présence des microbes en leur centre. »

Pourraient-ils être là seulement à titre de témoins de la formation des calculs ?

La constatation d'un microbisme différent de la bile et des calculs permet de répondre.

Les auteurs ci-dessus ont trouvé les mêmes microbes dans la bile et les calculs, quand ceux-ci sont en voie de formation. Plus tard, trois cas peuvent se présenter :

1) La bile et les calculs sont stériles ;

2) Ils contiennent des espèces dissemblables ;

3) La bile est stérile et les calculs habités ou inversement.

En outre, d'après M. Fournier, le calcul commence à se protéger d'une mince couche de pigment dès le début de sa formation.

Ajoutons que, dans toutes ces constatations le seul coli-bacille a été trouvé. Mais les expérimentateurs ont entrevu la possibilité de la même constatation pour le bacille d'Eberth, les streptocoques, les staphylocoques. Mais déjà, au moment de la thèse de Fournier, M. Hanot a trouvé le bacille d'Eberth.

« L'existence de micro-organismes au centre même des calculs, témoins d'une infection contem-

poraine de sa formation,... argument d'une valeur
¹ncontestable pour établir la réalité de l'angiocholite
infectieuse comme cause de lithiase « (M. Dufourt) »
est donc établi.

Mais, bien plus, nous avons maintenant la réali-
sation expérimentale des calculs par les agents
infectieux, exécutée par M. Mignot (1), puis par
M. Fournier (2), grâce aux procédés de son devan-
cier.

Nous n'exposerons pas les expériences de
M. Mignot, nous verrons seulement les conditions
dans lesquelles il a dû se placer pour obtenir de la
lithiase.

Tous les auteurs qui avaient examiné les calculs
avaient remarqué que le centre était formé d'un
bouchon de mucus ou de débris épithéliaux autour
desquels s'était déposée la cholestérine.

Partant de cette donnée que les corps étrangers
peuvent jouer un certain rôle, il introduit, dans les
vésicules d'animaux, des corps étrangers tour à tour
aseptiques et doués d'une grande virulence. Les résultats sont négatifs ou dépassent le but à atteindre :
les corps étrangers et aseptiques ne causent pas
d'inflammation et ne font précipiter aucun des éléments de la bile ; les corps étrangers imprégnés de
microbes virulents causent une cholecystite plus ou
moins intense, font précipiter les matières solides

(1) MIGNOT. — Soc. de Biol., 19 mai 1897. et Soc. anatom.
juin 1898.

(2) GILBERT et FOURNIER. — Soc. de Biol., 30 octobre 1897.

contenues dans la bile ; mais, tant que la virulence des microbes persiste, il ne se forme pas de calcul, mais de la boue biliaire mélangée de pus, ne tendant ni à s'agglomérer, ni à adhérer aux corps étrangers.

Mais tout autre est l'action des microbes non virulents. Avec eux, on arrive à produire des calculs, soit qu'on se serve, ou non, de corps étrangers. Sans doute, M. Mignot échoue par ce dernier mode dans la moitié des cas environ ; mais le mode de constitution est le même : l'échec tient toujours à une cause mécanique difficile à réaliser, « jamais à des causes obscures, telles que le genre de vie, le mode d'alimentation ou l'absence de la diathèse calculeuse ».

L'espèce microbienne n'a qu'une importance secondaire, pourvu qu'elle puisse vivre dans la bile et la décomposer par une fermentation inconnue, conditions qui sont réalisées par le bacterium coli, le bacille d'Eberth, les streptocoques et les staphylocoques. Nous n'entrerons pas dans les détails du mode d'atténuation des microbes, ni des méthodes opératoires employées. On les trouvera dans le mémoire original de M. Mignot.

Disons seulement que, par celles-ci, il faut réaliser un obstacle relatif au cours de la bile, afin que les colonies microbiennes puissent s'implanter et produire un léger catarrhe de la muqueuse. Les calculs demandent un à deux mois pour se produire.

Nous avons vu déjà comment, sous l'influence de ce catarrhe, se formaient la cholestérine et le bilirubinate de chaux.

La précipitation s'effectuerait, d'après M. Mignot, d'abord par la formation d'une boue biliaire adhérente, en partie, aux corps étrangers ou aux parois vésiculaires rouges et enflammées.

Une grande partie est balayée par la bile, mais des concrétions restent adhérentes et, enrobant des débris épithéliaux et du mucus, s'accroissent peu à peu. Celles qui ne tombent dans le courant biliaire qu'arrivées à un certain degré de développement, y demeurent et des couches successives viennent s'y ajouter, tantôt plus ou moins colorées, suivant la composition de la bile, suivant les variations d'intensité du processus de précipitation qui continue pendant quelque temps encore.

Toutes ces formations ont lieu en même temps. Les précipitations qui se forment après le début se fixent aux concrétions existantes, et la formation ne s'arrête que quand les colonies microbiennes sont mortes et leur pouvoir lithiasique ainsi arrêté.

Retirerait-on d'une vésicule les calculs en voie de formation ? tant que la bile n'est pas stérile, le processus lithisiaque continuerait son évolution.

Comparant les résultats de ses expériences à la lithiase humaine, M. Mignot fait voir les analogies nombreuses qui les unissent.

Les mêmes espèces microbiennes qu'il a employées se retrouvent dans les calculs examinés chez l'homme.

C'est en employant des microbes de cholécystite humaine qu'il a obtenu le plus souvent ses résultats.

Chez l'homme, on constate, dans les cas récents,

l'inflammation de la vésicule biliaire ; dans les cas anciens, l'atrophie et la sclérose. Si, parfois, on constate peu de lésions, c'est que la vésicule, débarrassée de l'infection, est devenue inerte. Chez les animaux on constate, au début, les mêmes lésions inflammatoires.

L'analyse physique et chimique des calculs est la même dans les deux cas.

Les corps étrangers, il est vrai, n'interviennent qu'à titre exceptionnel dans la formation de la lithiase humaine. Le procédé expérimental différerait ainsi du mode de formation naturel. Mais, d'après M.Mignot, tandis que, dans un cas, pour produire la lésion primordiale et nécessaire de la muqueuse, il faut un corps étranger, nous avons dans les voies biliaires humaines : exaltation d'abord plus grande de la virulence, inflammation de la muqueuse, surtout sous l'influence de la stagnation de la bile. Aucune concrétion ne se produit alors, mais la bile atténue peu à peu cette virulence, que l'on réalise *in vitro* et des concrétions molles adhérentes à la muqueuse apparaissent. Si la vésicule est inerte au point de ne pouvoir rejeter quelques-unes de ces concrétions, qu'il y ait stase biliaire, les calculs se développent.

Cette nécessité de l'inertie vésiculaire, de cette stase biliaire fait comprendre non seulement pourquoi les expérimentateurs MM. Gilbert et Fournier avaient d'abord échoué dans leurs tentatives de reproduction expérimentale, mais encore pourquoi, malgré la fréquence des infections biliaires, la lithiase n'est pas plus fréquente, surtout chez les jeunes sujets.

M. Chauffard a fait de cette rareté un argument pour combattre la théorie infectieuse.

L'angio-cholécystite qui préside à la formation des calculs, silencieuse au point de passer à peu près sinon toujours inaperçue lui paraît difficilement admissible.

Mais c'est là une des chances de reproduction de la lithiase.

Nous croyons que le plaidoyer de M. Mignot repose sur des bases solides, et la formation microbienne des calculs est aujourd'hui plus « qu'une simple hypothèse ».

*
* *

Non pas que ce soit là le seul mode de la formation des calculs.

Les seuls corps étrangers pourraient remplir le même rôle, témoins ces cas où l'on a retrouvé un globule de mercure au centre des calculs.

Les toxines microbiennes, les excrétions de produits irritants à travers la bile pourraient amener leur formation (1). Les hémorrhagies intra-vésiculaires produites par les toxines microbiennes ont paru, dans un cas de M. Claude (2), avoir amené de la lithiase biliaire.

(1) William Hunter. — *Bristish med. Jour.*, octobre 1897.
(2) Claude. — Société de Biologie, juillet 1896.

*
* *

Resterait à expliquer pourquoi la lithiase se rencontre parfois avec une fréquence remarquable dans
certaines familles, pourquoi elle existe aussi chez
les obèses, les arthritiques, les goutteux. N'y a-t-il
pas, là, un état spécial de la nutrition et la composition du liquide biliaire n'est-elle pas différente de
son type normal ?

C'est dans ces cas peut-être qu'il y aurait lieu
d'admettre une opinion éclectique, telle que celle de
Hanot (1) qui veut voir, dans la lithiase, une sorte
de modalité particulière de l'infection, commandée
par une sorte de prédisposition.

Il nous semble qu'on peut y voir aussi autre chose :
une facilité plus grande de l'infection.

« La bactériologie, loin de vouloir faire abstraction
de cette donnée, s'appuie, au contraire, sur la notion
des résistances individuelles, pour expliquer les
effets différents d'un même germe pathogène ; mais
elle tend à substituer à des conceptions purement
théoriques des faits précis et tangibles ».

(1) HANOT. — Congrès de Bordeaux, 1895.

CHAPITRE III

Fréquence des infections biliaires dans la fièvre typhoïde (1).

Parmi les localisations éloignées du bacille d'Eberth, il en est peut-être peu d'aussi fréquentes que l'invasion de l'appareil hépato-biliaire. Sans doute, ses manifestations passent souvent inaperçues, soit qu'elles disparaissent au milieu du grave cortège symptomatique de la dothiénentérie, soit que l'infection elle-même soit cliniquement inappréciable.

Lors même que l'attention soit attirée depuis peu de temps sur ces complications, elles ne pouvaient passer tout-à-fait inaperçues et Louis (2), à la suite de nombreuses trouvailles d'autopsie, proclamait « que les altérations de la bile et de la vésicule sont

(1) Voir *In* Thèse Dauriac, Paris 1897.
(2) LOUIS. — Recherches sur la fièvre typhoïde, t. I, 184.

beaucoup plus fréquentes dans le cours de l'affection typhique que dans celui des autres affections aiguës ». A sa suite, les cliniciens faisaient, à l'amphithéâtre, de nombreuses constatations. Hagenmuller, en 1874, rassemblait dans sa thèse, 18 cas de cholécystite, suite de fièvre typhoïde.

Depuis la découverte du bacille d'Eberth, nombreux sont les désordres de l'appareil biliaire que l'on met sur le compte du bacille.

Toutes les branches de l'arbre peuvent être frappées, depuis l'abouchement du canal cholédoque jusqu'à la cellule hépatique. Ce sont les gros canaux et la vésicule qui peuvent être frappés d'inflammation grave, suppurative, gangréneuse, aboutissant à la perforation intestinale et à l'épanchement de la bile septique dans le péritoine.

L'inflammation peut être plus légère et superficielle, produisant l'obstruction et l'ictère.

L'ictère apparaissant à n'importe quelle époque de la fièvre typhoïde, la précédant même parfois, est bien dû à la localisation du bacille d'Eberth sur les voies biliaires, comme l'a montré Dupré (1). Pour M. da Costa (2) cet ictère n'est pas un ictère par obstruction, mais un ictère de cause sanguine. M. da Costa le croit rare, néanmoins il parle de 52 cas dont 19 seulement se sont terminés par la guérison. M. Haas, de Prague (3), a publié 10 observations d'ic-

(1) DUPRÉ. — Th. Paris, 1891.
(2) DA COSTA. — *The American Journal of the medical Sciences*, juillet 1898.
(3) Cité *in* th. de Dauriac.

tère compliquant la fièvre typhoïde pendant l'épidémie de juillet 1886.

M. Pfuhl, d'Altona (1), a publié, pendant une autre épidémie, 9 observations identiques, tout en faisant des réserves sur l'agent infectieux cause de l'ictère. De plus, certains cas d'ictère ne seraient qu'une manifestation anormale de la fièvre typhoïde. M. Dupré admet cette localisation possible de l'infection typhique, dans laquelle il faudrait chercher l'explication de bien des ictères typhoïdes.

Les observations de M. Longuet (2), de M. Cushing (3), deux cas rapportés par M. Richardson (4) et un autre de M. Guarneri (5), tendraient à prouver cette possibilité de cette infection de la vésicule seule.

Voici l'observation de M. Longuet résumée ; on y y trouvera, en même temps, l'existence d'une lithiase latente, que l'auteur n'a pas attribuée au bacille d'Eberth, mais l'absence de tout antécédent diathésique, de tout symptôme de lithiase antérieure porte à croire que ces calculs peuvent être dus au bacille typhique

D..., 28 ans, garçon de café, entre, le 21 août, salle Malgaigne, hôpital Laënnec, avec fièvre, frissons, douleurs vagues, etc.
Etat typhoïde, stupeur, abattement, délire. Langue fuligi-

(1) Pfuhl. — *Deutsch. med. Zeitschrift*, 1888.
(2) *Gaz. des Hôpit.*, 6 décembre 1894.
(3) Cushing. — *Bulletin of the Johns Hopkins Hospital*, mai 1898.
(4) Richardson. — *Boston medical and surgical Journal*, 1899.
(5) Guarneri. — *Rivista gen. ital. di Clinica Med.*, 1892.

neuse, pharynx rouge, douleurs vagues dans l'abdomen, sans localisation.

Pas de douleurs spléniques.

Râles fins aux deux bases des poumons.

Dyspnée fébrile. Pas de toux, ni d'expectoration.

Cœur : 95 pulsations.

Température : 40°2.

Prostration, hébétude, céphalalgie très vive.

Urines : ni sucre, ni albumine.

On fait le diagnostic de fièvre typhoïde.

Le lendemain, sensibilité dans l'hypochondre droit, région de la vésicule douloureuse, sans tuméfaction.

Une ponction aspiratrice donne un liquide purulent. On songe à un abcès du foie.

Cholécystostomie faite par M. Delbet. Laparotomie au niveau du bord externe du muscle droit. Foie normal; ponctions exploratrices dans son intérieur négatives. Ouverture de la vésicule petite, rétractée, contenant en petite quantité un pus crémeux, bien lié. On y trouve trois calculs du volume d'une noisette.

Drainage. Sutures.

Suites opératoires excellentes.

Le début datait de douze jours, avait été subit, commençant par douleur dans l'hypochondre droit, suivi de fièvre, frissons, délire, céphalée violente.

Les antécédents personnels ou héréditaires ne présentent aucun intérêt.

Les selles, examinées pendant la suite du séjour à l'hôpital, n'ont jamais été décolorées. Pas de pigments biliaires dans les urines. Pas d'ictère.

L'examen bactériologique du pus de la vésicule a montré le bacille d'Eberth pur. Le contrôle en a été fait à différentes reprises.

(Malheureusement, l'examen bactériologique des calculs ne fut pas pratiqué.)

Le bacille peut aller, plus loin encore, produire des désordres dans le parenchyme hépatique. L'observation d'un abcès intra-hépatique, due à M. Lannois (1) et dont l'analyse bactériologique fut faite par M. Lyonnet est, à cet égard, très démonstrative.

La dégénérescence générale de la cellule hépatique peut s'en suivre et produire ainsi l'ictère grave (2). Mais celui-ci est dû plutôt à l'intoxication microbienne, à l'insuffisance hépatique qu'à l'infection directe.

Mais la fièvre typhoïde n'a pas que ces complications immédiates. Le bacille qui a infecté la vésicule peut y vivre de longues années, M. Chantemesse (3) a bien montré sa vitalité. Il peut produire des cholécystite des mois et des années après la fièvre typhoïde. Dans une observation de M. Brown-Miller (4), le bacille est retrouvé dans la vésicule 7 ans après la fièvre typhoïde, 18 ans après, dans un cas de cholécystite suppurée rapporté par M. Guy Hunner (5).

Cette étrange vitalité, ne se manifestant parfois pendant longtemps par aucun trouble, ferait bien soupçonner les infections latentes de la vésicule, si nous ne les connaissions déjà par les observations de M. Dupré, de M. Letienne, de M. Chiari (6) qui a

(1) LANNOIS. — Congrès de Bordeaux, 1895.

(2) SABOURIN. — *Revue de Médecine*, 1882.

(3) CHANTEMESSE. — Soc. médicale des Hôpitaux, 17 juillet 1890. Combien le bacille peut-il vivre dans le corps de l'homme?

(4) BROWN MILLER. — *Bull. of the Johns Hopkins Hospital*, mai 1898.

(5) GUY HUNNER. — *Bull. of the Johns Hopkins Hospital*, août-sept. 1899.

(6) CHIARI. — *Zeitung für Helk*, 1894, t. XV.

toujours vu le bacille dans la vésicule biliaire des typhiques.

Tenant compte de cette présence, constante ou à peu près, si l'on compare la proportion des dothiénentéries à ses complications biliaires (1) angiocholites (6 0/0 d'après Louis, 0,2 0/0 d'après Hescher et Dopfer, chiffre trop faible pour Dauriac) ; ictères (26 cas sur 140, Lubermaster; 10 sur 250, Hoffmann; 10 sur 600, Greisinger), nous voyons que l'infection des voies biliaires peut se produire souvent impunément. Nous verrons si la lithiase biliaire ne doit pas être rapportée fréquemment à cette infection qui semble disparaître sans laisser de traces.

Importantes sont les conditions réalisées dans la dothiénentérie pour rappeler sur la vésicule l'agent infectieux.

Le courant biliaire est considérablement ralenti, par hypocholie (2) tenant au mauvais état de la cellule hépatique, frappée, pour ainsi dire, de « traumatisme » par la maladie, surmenée par l'élimination d'une grande quantité de torines microbiennes.

La fièvre elle-même (M. Pisenti) (3), diminuant l'eau et les matériaux solides, l'inertie de la vésicule, frappée de stupeur, contribuent encore à augmenter cette stase biliaire. On conçoit alors qu'un bacille mobile, tel que le bacille d'Eberth, pourvu de fla-

---

(1) *In* article de Bernheim.
(2) LEGRY. — Etude du foie dans la fièvre typh. Paris, 1890,
(3) PISENTI. — *Loco citato.*

gelles nombreux, pullulant dans le voisinage des conduits biliaires, puisse facilement les envahir.

Il y a également lieu de tenir compte de l'état antérieur de la cellule hépatique, aussi d'une compression des canaux biliaires et, surtout, d'une lithiase antérieure, traumatisant la vésicule et favorisant ainsi l'infection de ce *locus minoris resistentiæ*.

Certains auteurs n'ont voulu, du reste, voir que cette seule relation entre la fièvre typhoïde et la lithiase biliaire (Greisinger (1), Sander (2), Doerfler (3). Sans doute, si la lithiase existe antérieurement elle peut appeler le bacille, mais nous réservons à plus tard la discussion de cette opinion.

D'après M. Dupré, les bacilles peuvent arriver à la bile par la voie sanguine ou la voie biliaire, lors même que la seconde soit la plus probable. Evidemment la voie sanguine, porte ou lymphatique, est fort possible, mais la voie la plus fréquente est certainement la voie biliaire ; elle est la plus courte, la plus simple, quand le bacille n'a pas à lutter contre le courant descendant biliaire.

Nous n'avons montré, jusqu'ici, que l'action du seul bacille d'Eberth. Or, on sait que, dans un grand nombre de complications de la dothiénentérie, il est associé à d'autres bacilles ou même leur cède complètement la place. Toutes les espéces microbiennes peuvent vivre dans la bile. Il y a donc lieu de penser

(1) GREISINGER. — Maladies infectieuses.

(2) SANDER. — *Deustche Klinik.*, 1861.

(3) Hans DOERFLER. — *Munich. Med. Wochenschrift.* Décembre 1890.

que d'autres microbes peuvent marcher de pair avec lui ou tenir sa place dans les infections biliaires.

Dans une observation de la thèse de M. Dauriac, nous trouvons le bacille d'Eberth associé au colibacille (Cas de M. Tuffier) et au streptocoque dans une autre empruntée à Schlier.

M. Cushing (1) cite six cas de cholécystite arrivant après la fièvre typhoïde et dans lesquels on a isolé le coli-bacille.

Il conviendrait évidemment de faire des réserves sur la différence entre les deux bacilles. Il ne nous appartient pas de trancher la question.

Quoiqu'il en soit, du reste, un point est acquis : la fréquence des infections biliaires, sous l'influence de la dothiénentérie et la variété du tableau qu'elles peuvent présenter.

Parmi ces complications la lithiase biliaire, dont la relation avec la fièvre typhoïde est parfois moins évidente et que nous avons jusqu'ici, à dessein, laissée dans l'ombre, mérite sans doute une grande place.

Son histoire confine, du reste, en plusieurs points, nous l'avons vu déjà, à celle de l'angiocholite et des cholécystites typhiques.

La clinique, la bactériologie, l'expérimentation vont nous servir à démontrer plus amplement sa véritable origine.

(1) CUSHING. — *Bulletin of the Johns Hopkins Hospital*, 1899.

CHAPITRE IV

La clinique montre les rapports fréqūents de la dothiénentérie et de la lithiase biliaire

La clinique connaît les nombreuses manifestations de la dothiénentérie sur l'appareil hépato biliaire. Celles-ci, même en dehors de la notion des action microbiennes, pourraient nous amener déjà à la conception de la formation de la lithiase sous l'influence de la fièvre typhoïde.

Les conditions auxquelles les anciens auteurs, depuis Meckel rattachaient la production de la lithiase y sont, en effet, réalisées : lésion de l'épithélium des conduits biliaires, du réservoir cystique ; concentration de la bile, comme l'a montré M. Pisenti, sous l'influence de l'hyperthermie et de l'état de moindre sécrétion de la cellule hépatique. Puis, la vésicule, partageant l'atonie de tous les organes et du

tube digestif ne peut rejeter les concrétions qui se
forment dans son intérieur.

***

Mais ces déductions reçoivent un contrôle important des constatations de la lithiase après la fièvre
typhoïde. Quelques-unes sont déjà d'une époque
antérieure à celle où l'origine infectieuse de lithiase
biliaire a été posée. M.Bernheim (1) dit notamment :
« J'ai vu trois ou quatre fois de véritables accès de
coliques hépatiques, deux fois avec légère suffusion
ictérique, survenir, pendant le cours de la fièvre
typhoïde, chez des sujets qui n'en avaient pas présenté auparavant. La fièvre typhoïde produirait-
elle une altération ou une stagnation des la bile sus-
ceptible de déterminer, chez les sujets prédisposés,
de la lithiase ? Cela m'a paru vraisemble d'après ces
quelques faits d'observation».

La fréquence de cette complication de la fièvre
typhoïde n'a pu échapper à M. Dufourt, qui voit, chaque année, à Vichy, un nombre considérable de lithiasiques. Dans la *Revue de Médecine*, de 1893, il rapportait une série remarquable de 19 lithiasiques, 13
femmes et 6 hommes, chez lesquels il avait noté
une fièvre typhoïde antérieure. Chez aucun d'eux
il n'y avait de signes de lithiase avant la fièvre
typhoïde.

Quatorze de ces cas lui paraissaient tout-à-fait

(1) BERNHEIM. — Dict. de Dechambre, art. Ictère, p.. 452

concluants, étant donné l'intervalle peu considérable (moins de 6 mois) qui avait séparé la fièvre typhoïde de la première colique hépatique, ou bien la douleur hépatique qui n'avait cessé de se manifester depuis la convalescence de la fièvre, jusqu'à l'apparition de la première crise de lithiase.

Cinq seulement des 19 cas observés ne lui paraissaient pas probants, vu l'intervalle notable (10, 12, 15 et 25 ans) qui avait séparé la fièvre typhoïde du début des accidents. Nous verrons s'il ne faut pas interpréter ces cinq cas eux-mêmes dans le sens de la théorie de la lithiase biliaire d'origine typhique.

Depuis cette première communication, la conviction de M. Dufourt n'a pas changé. Dans un entretien que nous avons eu avec lui, il nous disait que, de plus en plus, il croyait à cette origine de la lithiase; qu'il était remarquable, en effet, de voir combien de malades qui avaient souffert de coliques hépatiques racontaient, en même temps, qu'ils avaient eu la fièvre typhoïde. Cette fréquence ne pouvait pas être une simple coïncidence, mais bien un rapport de de cause à effet. La fièvre typhoïde, il est vrai, est bien fréquente, mais aucune maladie, infectieuse ou autre, si fréquente soit-elle, ne permet de constater après elle, autant de fois la lithiase biliaire.

M. le Dr P. Vauthey, a bien voulu nous communiquer aussi les résultats de sa pratique.

Pendant trois saisons de Vichy, il a vu, sur 49 lithiasiques, 19 avoir eu une fièvre typhoïde. Nous rapportons 17 de ces observations.

Sur ce dernier nombre, 4 concernent des hommes

contre 13 femmes. Une fois, les accidents sont survenus vers la fin de la fièvre typhoïde deux fois
dès la convalescence, une fois 4 mois, une autre
6 mois après la terminaison de la maladie. Puis
nous relevons ensuite, 1 cas arrivant après 2 ans,
2 cas après 5 ans.

Chez les autres les coliques hépatiques sont sur-
venues à une époque plus éloignée de la dothiénentérie.

Les sujets ont eu assez souvent une fièvre
typhoïde dans le bas âge, et parfois des troubles
variés, gastro-entérites, crises nerveuses, grossesses, etc. ont suivi. La fièvre typhoïde est la première en date. N'est-il pas vraisemblable de lui
attribuer, à elle ou à la lithiase qu'elle a pu produire,
certains accidents digestifs ou nerveux qui sont
survenus par la suite. La grossesse ou des influen-
ces plus vagues ont ensuite fait éclater les accidents.

Dans de nombreux autres cas (n°s 200, 297, 208, 26,
210, par exemple) les malades ont présenté des manifestations diathétiques avant leur fièvre typhoïde,
(il faut l'avouer), ont fait leur fièvre typhoïde et ont
eu ensuite des coliques hépatiques.

Dans deux autres cas (115-246) la fièvre typhoïde
semble bien avoir produit, à elle seule, la lithiase
biliaire qui, sous l'influence de causes diverses,
accouchement, surmenage, maladies aiguës, a produit des coliques hépatiques.

Evidemment, le problème est complexe dans la
plupart de ces cas, mais les chiffres eux-mêmes
parlent. Ces sujets entachés de diathèses, ces fem-

mes aux grossesses répétées sont, sans doute, plus aptes que d'autres à faire de la lithiase, mais ce n'est pas une raison pour nier l'influence de la fièvre typhoïde. Non seulement les spécialistes ont rencontré des séries heureuses de lithiase post-typhique, mais Hanot, en peu de temps, en a rencontré trois cas. Quelques observations, rares, il est vrai, ont suivi. M. le professeur Halsted dit, cependant, que 1/3 des malades opérés par lui pour cholécyste avec calculs ont eu la fièvre typhoïde. Mais à mesure qu'on recherchera mieux la filiation des deux affections, il n'est pas douteux que les constatations ne se multiplient.

M. Chauffard pense que cette rareté plaide contre la théorie : mettant en regard le nombre considérable (171) de sujets de deux services hospitaliers ayant eu la fièvre typhoïde, il trouve parmi eux un faible nombre (23 seulement) qui ont eu des accidents de lithiase. Cinq d'entre eux les ont eus avant leur fièvre typhoïde, 18 après. La période d'écart entre la fièvre typhoïde et les accidents a été souvent très longue ; une seule fois ils ont suivi immédiatement la fièvre ; une autre fois ils ont apparu 4 ans après.

Il nous semble, à nous, que cette proportion de coliques hépatiques chez des sujets ayant eu la fièvre typhoïde est déjà considérable. En suivant plus longtemps ces anciens typhiques, la proportion n'augmenterait-elle pas encore ? De plus, on sait combien la vésicule est tolérante pour les cal-

(1) MAYO ROBSON. — *Edimbourg, Medical Journal,* 1899.

culs biliaires : de nombreux sujets meurent à un âge très avancé sans que rien n'ait fait soupçonner leur existence. Il y a lieu de croire que, sur la table d'autopsie, un certain nombre de ces typhiques qui paraissent indemnes de lithiase, en seraient trouvés porteurs. A-t-on bien recherché, jusqu'ici, la fièvre typhoïde dans les antécédents de ces adultes et surtout de ces nombreux vieillards que l'on trouve, à leur mort, porteurs de calculs ignorés? Ce travail serait hérissé de difficultés, mais on trouverait peut-être un élément important pour prouver encore l'origine typhique d'un bon nombre de ces lithiases.

Peut-être même la découverte, dans de vieux calculs, du bacille d'Eberth, dont la vitalité paraît immense, comme en font foi les recherches déjà citées de MM. Chantemesse, Guy, Hunner, Brown Miller, viendrait-elle récompenser le chercheur !

M. Chauffard cherche aussi, parmi les lithiasiques qu'il rencontre, quelle peut être la proportion de ceux qui ont eu la fièvre typhoïde.

Sur 86 lithiasiques, 18 ont eu leurs accidents après la fièvre typhoïde, c'est donc une proportion de 20.9/100.

La proportion de la fièvre typhoïde chez des sujets pris au hasard est également très grande, 15 sur 86 soit 17.40/100.

L'écart est donc peu considérable 3.5/100, mais néanmoins il existe.

Aucun auteur n'a du reste prétendu jusqu'ici que la fièvre typhoïde fût une cause très fréquente de la

lithiase ; ne faut-il pas laisser place à d'autres infections inconnues ?

Quoiqu'il en soit, ayant en main des observations,
déjà nombreuses, de lithiase biliaire dont les accidents surviennent à longue échéance après la fièvre
typhoïde (voir les observations) où le bacille est
constaté tout au moins dans la vésicule, nous pou-
vons penser que bien des lithiases sont dues à la
fièvre typhoïde.

Les cinq observations de M. Dufourt, que l'auteur
ne croit pas être concluantes, le sont, au contraire,
selon toute vraisemblance, si les malades n'ont rien
eu auparavant qui puisse expliquer les calculs.

*
* *

Du reste, dans certaines observations, absolument
typiques, la relation paraît tellement évidente qu'à
elles seules elles seraient une preuve.

Des malades, comme dans deux cas cités par
Hanot (1) à la clinique de l'hôpital St-Antoine, sont
pris dans leur convalescence de la fièvre typhoïde,
de coliques hépatiques intenses, avec ictère, vomissements, urines rouges, selles décolorées.

Il en est de même dans certaines observations de
M. Dufourt, de M. Vauthey. C'est aussi à peu près
la marche que nous avons rencontrée dans nos
observations personnelles.

On pourrait alléguer que la fièvre typhoïde infec-

____

(1) HANOT. — *Bulletin Médical*, 22 janvier 1896, p. 73.

tant la vésicule, grâce au traumatisme produit par les calculs, a été la condition d'apparition des phénomènes d'une lithiase préexistante, comme le veulent MM. Griesinger, Sander, Hans Dœrfler, Chauffard.

Mais y a-t-il, dans ces cas, quelque chose qui puisse expliquer cette lithiase préexistante. L'argument aurait plus de poids s'il s'agissait d'accidents apparaissant dès les premiers jours de la fièvre typhoïde, au moment où se fait l'infection de la vésicule.

Peut-être, comme le veut M. Naunyn (1), l'apparition de la colique hépatique est commandée par une cholécystite légère. Mais, nous le répétons, elle est trop tardive pour qu'elle dépende immédiatement de la fièvre typhoïde et cette cholécystite légère, épisodique, n'est, sans doute, autre chose qu'une réviviscence passagère du bacille d'Eberth resté dans la vésicule et même dans les calculs.

La production abondante de calculs, en peu de temps, n'est pas non plus une fin de non-recevoir, dans les cas de Hanot et de M. Milian. Si l'on compte, en effet, le temps écoulé depuis le début de la fièvre typhoïde, moment où a pu commencer le processus lithogène, on trouve à peu près un mois, temps minima, il est vrai, fixé, par M. Mignot, pour la formation des calculs expérimentaux. De plus, les calculs trouvés étaient nettement des calculs jeunes.

(1) Naunym. — *Münchener med. Wochenschrift*, octobre 1898.

Dût-on admettre ici une formation extrêmement rapide, les cas où l'évolution a été plus longue ne manquent pas.

A ces derniers il faudrait évidemment le contrôle anatomique et bactériologique des cas de Hanot et de M. Milian, mais, dans les observations puisées dans la littérature étrangère, si l'examen bactériologique des calculs trouvés n'a pas été fait, la constatation du bacille d'Eberth dans la vésicule autorise à croire que les calculs sont bien dus au bacille d'Eberth.

Les auteurs, du reste, donnent leurs observations comme absolument probantes.

*
* *

Il ne suffit pas de conclure que la fièvre typhoïde détermine fréquemment de la lithiase biliaire, nous devons nous demander aussi quelles sont les conditions qui orientent ainsi le processus morbide. Faut-il le faire dépendre d'une modalité spéciale de la fièvre typhoïde ou de l'état de nutrition du sujet ? En un mot, nous cantonnerons-nous absolument dans l'idée de l'origine infectieuse, ou en ferons-nous, pour nous rapprocher de la théorie de M. Bouchard, une façon spéciale à la vésicule biliaire de réagir contre l'infection suivant l'état du sujet, son âge, son sexe, ses prédispositions personnelles ou héréditaires ?

Il n'est pas possible, croyons-nous, d'après nos observations, de trancher la question.

Dans les unes, aucun antécédent diathésique n'est à relever chez les sujets; pas davantage de maladies antérieures ou de grossesse; nous sommes forcé de demander à la fièvre typhoïde elle-même pourquoi elle a produit de la lithiase. Dans les observations de Hanot et de M. Milian, la maladie s'est terminée par la mort; ces cas de fièvre typhoïde grave, déterminant de la lithiase biliaire, sont peut-être exceptionnels. Du moins on ne sait pas ce que pourraient donner, par la suite, les cas mortels ; n'y a-t-il pas, dans la vésicule de ces sujets, tout ce qu'il faut pour former des calculs à une date plus ou moins éloignée ?

Les observations que nous avons recueillies témoignent toutes, ou à peu près, d'une fièvre typhoïde de moyenne intensité.

Cela était à prévoir d'après les expériences de M. Mignot, faites à l'aide de bacilles atténués.

Mais les cas les plus nombreux de lithiase biliaire post-typhique arrivent chez des femmes ayant eu des grossesses répétées, chez des obèses, des arthritiques, etc. Nous avons vu que ces conditions n'étaient pas faites pour faire rejeter l'origine infectieuse de la lithiase, mais, au contraire, pour l'expliquer. Ici, ce serait bien le terrain qui commanderait l'infection.

Et, de même, dans les cas où la lithiase préexiste, elle joue bien un rôle d'appel de l'infection ; mais peut-être faudrait-il voir si ce ne sont pas dans ces circonstances que l'on rencontre de la cholécystite précoce et intense.

Le bacille d'Eberth ne marque pas non plus d'un cachet qui lui soit spécial les accidents de lithiase qu'il a produits. On sait leur époque très variée d'apparition. La cholécystite seule, qui peut l'accompagner, donne lieu parfois à des phénomènes plus intenses que dans d'autres infections de la vésicule. Un autre point mérite d'être signalé, c'est que cette lithiase entretient la cholécystite qui peut, à un moment donné devenir plus aiguë et donner lieu à une véritable rechute de la fièvre typhoïde (MM. Dufourt, William, Hunter, Cushing).

CHAPITRE V

L'analyse bactériologique des calculs et leur reproduction expérimentale permet de préciser encore les rapports de la dothiénentérie et de la lithiase biliaire.

« Si l'on prouvait l'existence de micro-organismes au centre même des calculs témoins d'une infection contemporaine de sa formation, disait M. Dufourt, si, d'autre part, on voyait survenir, dans un nombre important de cas, la lithiase à la suite des maladies générales dont l'infection s'étend assez souvent aux voies biliaires, on aurait des arguments d'une valeur incontestable pour établir la réalité de l'angiocholite infectieuse cause de la lithiase ».

Nous croyons avoir établi, autant que faire se pouvait, la seconde proposition. Nos observations feront voir que cette lithiase post-typhique n'est point exceptionnelle.

Nous ne reviendrons pas sur le rôle des microbes

pour la formation de la lithiase biliaire en général;
nous ferons voir seulement que les constatations
bactériologiques s'accordent fort bien avec cette idée
de la lithiase biliaire post-typhique, et que l'expérimentation permet d'en affirmer la possibilité.

Les angiocholites d'origine typhique ont été prou-
vées mainte et mainte fois par les analyses bactériologiques et même la réaction de Vidal. Suivant
leur intensité, nous l'avons vu dans la pathogénie
générale de la lithiase, et d'après certaines manières
d'être de la vésicule et de l'organisme entier, elles
peuvent produire des calculs.

Pour les auteurs étrangers, MM.Brown-Miller,
Cushing, Richardson, von Dugern, etc., la seule
constatation du bacille d'Eberth dans les cholécystites suffit pour établir que la lithiase biliaire qui les
accompagne est due au même bacille d'Eberth. Sans
doute, cette fréquence même de la lithiase associée
aux cholécystites est une preuve; de même la marche des accidents, mais mieux vaut, plus irréfutable,
est la constatation directe des bacilles au centre des
calculs.

Rares sont encore ces constatations, si leur valeur
est indiscutable. Cela tient, sans doute, à ce que
l'examen est souvent impraticable; les malades ne
rendent pas leurs calculs ou ne les retrouvent pas.
Si l'on est assez heureux pour les rencontrer dans
les selles, la vie microbienne peut y être éteinte.

Nous devons à Hanot et à M. Milian deux analyses
concluantes. Dans ces deux cas de lithiase post-
typhique, les calculs trouvés à l'autopsie, on enleva

la couche superficielle à l'aide d'un scalpel stérilisé et rouge ; puis, la surface obtenue ayant été elle-même stérilisée au fer rouge, on préleva le centre du calcul avec une aiguille stérile et on l'ensemença dans des tubes de bouillon.

Les suites de l'analyse, faite avec tout le soin désirable, firent constater, d'une façon certaine, l'existence des bacilles d'Eberth au centre des calculs.

M. Chauffard n'a voulu y voir qu'une coïncidence fortuite : l'infection de la bile pénétrant des calculs jeunes.

Pour peu que ces calculs fussent anciens, ils auraient été recouverts d'une coque pigmentaire et n'auraient pu être pénétrés par le bacille. S'ils avaient été perméables au moment de l'infection, c'est qu'ils auraient été, seulement en train de se former. C'eût été alors, une coïncidence bien étonnante, et pourquoi ne pas admettre qu'elle était amenée par l'infection qui formait les calculs ?

Il est à souhaiter, cependant, que des constatations de ce genre deviennent plus nombreuses et elles le seront, nous l'espérons. La longévité du bacille d'Eberth nous le promet. Mais, sans doute, il meurt plus vite dans un calcul que dans la bile où il est en véritable milieu de culture ; c'est un détail dont il faudra tenir compte pour expliquer les échecs de cette recherche.

Ici, comme dans tous les problèmes de microbiologie, du reste, la constatation directe des bacilles a un auxiliaire puissant dans l'expérimentation.

Nous avons vu les méthodes qu'a employées M. Mignot pour reproduire, chez des animaux, la lithiase microbienne, en se rapprochant, autant que possible, des conditions qui président à la formation des calculs biliaires de l'homme.

Le microbe employé a été, le plus souvent, le colibacille. Mais les différences entre celui-ci et le bacille d'Éberth sont-elles tellement grandes, leurs actions tellement distinctes aux yeux de la plupart des auteurs, que ce qu'a produit l'un, l'autre ne puisse le faire ?

Pour amener de la lithiase, il faut que le bacille puisse vivre dans la bile et la décomposer, conditions éminemment réunies par le bacille typhique. M. Mignot, puis MM. Gilbert et Fournier disent être arrivés à reproduire des calculs en inoculant des vésicules par cet agent.

Son mode d'action, les conditions de sa réussite sont les mêmes que celles que nous avons indiquées, d'après M. Mignot, dans l'étude de la formation des calculs en général (Chap. II).

Pour M. Gilbert (1) il faut néanmoins garder une certaine réserve sur la valeur de ces résultats. D'après lui on n'en pourrait tirer d'autre conclusion que celle-ci : « C'est que, chez quelques animaux, il est possible, dans certaines conditions, d'amener, par l'infection de la vésicule la formation de concrétions biliaires. Mais l'on n'en peut rien déduire relativement

(1) GILBERT.— *Archives générales de Médecine*, septembre 1898.

à l'homme. En d'autres termes, le développement de calculs hépatiques chez les animaux sous l'action d'inoculations microbiennes, ne signifie nullement que la lithiase humaine soit de nature microbienne et ne donne aucune indication sur la nature des microbes qui occasionnent la lithiase chez l'homme ».

« Semblable question ne peut être résolue que par l'observation humaine ».

Or celle-ci nous a donné des preuves cliniques de lithiase biliaire après la fièvre typhoïde, la constatation directe du bacille d'Eberth au centre des calculs.

Si tous les arguments que nous avons donnés, d'après les auteurs, pour étayer cette théorie de la lithiase biliaire post-typhique, ne sont pas absolument intangibles, ils constituent au moins un faisceau respectable de preuves se soutenant les unes les autres.

CHAPITRE VI

Indications prophylactiques qui découlent des rapports de la dothiénentérie et de la lithiase biliaire

Nous avons vu, dans le cours de ce travail, que, suivant l'expression heureuse de Hanot, toute la pathologie du foie était inféodée à l'influence intestinale.

Subtances toxiques de l'alimentation, produits de décomposition prennent naissance dans le tractus intestinal ; enfin une flore bactérienne riche y pullule, les streptocoques s'y associent au coli bacille ou au bacille d'Eberth. Tout concourt à faire produire au foie un travail exagéré et, sur ce terrain, préparé ou prédisposé d'avance, une infection biliaire et une lithiase consécutive.

C'est au thérapeute qu'il appartient de prévenir et de parer à ces complications.

Et, d'abord, que faire contre l'infection intestinale

de la fièvre thyphoïde qui constitue le point de départ de la lithiase biliaire?

Il y a longtemps que les purgatifs en série continue ont été abandonnés dans le traitement de la fièvre typhoïde.

Pour le point spécial qui nous occupe il est de toute évidence qu'ils doivent céder le pas aux antiseptiques intestinaux faibles et, en particulier, au naphtol β pur ou associé au benzoate de soude ou au salol.

Mais on ne fera pas trop de fond sur les antiseptiques dont l'action, manifeste pour quelques auteurs, est niée par beaucoup d'autres. Souvent l'infection intestinale persiste, malgré tout traitement, et les toxines bactériennes vont se joindre aux toxines alimentaires pour provoquer une intoxication générale à prédominance hépatique.

C'est contre cette toxémie générale que les bains froids seront surtout indiqués. Nous ne saurions, dans ces quelques lignes, résumer même les grands points de la méthode de Brandt. Nous nous bornerons à établir les principaux résultats, spécialement pour le point qui nous occupe : augmentation de la sécrétion urinaire et, par suite, diminution du travail du foie.

Depuis longtemps, MM. Roque et Weil ont montré que l'antipyrexie hydrique produisait une diurèse abondante avec élimination de produits toxiques, raison qui milite en faveur de la méthode de Brandt, chère à l'Ecole lyonnaise, contre le traitement par les antithermiques ordinaires, surtout antipyrine, phénacétine, acétanilide dont les inconvénients sont d'ailleurs nombreux (MM. Lépine et Leclerc).

Le bénéfice de cette médication hypothermique n'est pas seulement la diminution du travail hépatique et, consécutivement, la sécrétion plus facile; mais aussi par la diminution de la température centrale, il empêche la concentration et la stase de la bile.

Tel est, en quelques mots, le traitement de la dothiénentérie au point de vue de l'infection biliaire. Il concorde parfaitement, on le voit, avec celui de toute dothiénentérie.

Mais si, malgré des soins attentifs, des symptômes apparaissent du côté du foie : douleur, ictère, menace de cholécystite, faudra-t-il assister, impassible, à cette évolution qui pourra donner ensuite de la lithiase et toutes ses conséquences ?

Dès qu'on aura constaté ces phénomènes, il faudra se hâter de donner au malade, ou plutôt au convalescent (car ils arrivent plutôt à la fin de la fièvre typhoïde), des cholalogues et surtout du calomel à forte dose, suivant la méthode de M. Bouchard, 0,04 centigr. par jour, tout en surveillant attentivement s'il ne se produit pas d'intoxication hydrargirique. C'est dans le même sens qu'agiront les grands lavements froids, préconisés par Krüll.

Quant au régime de tous ces convalescents de fièvre typhoïde dont le foie aura été touché, on leur proscrira les graisses, les viandes faisandées. Les hydrocarbonés seront permis, mais à faibles doses. Les albuminoïdes, enfin, à condition d'être peu excitants, de digestion facile, seront bien supportés.

Mais le lait et les légumes doivent constituer la partie essentielle de leur alimentation.

Les eaux minérales, enfin, font partie intégrante du traitement : Vichy (Grande-Grille ou Hôpital, M. Dufourt), Carlsbad ou, à leur défaut, Marienbad, Châtel-Guyon et Brides-les-Bains sont susceptibles de donner d'excellents résultats, mais à condition de bien fixer les indications et de renouveler le traitement.

Dans la majorité des cas, on verra, à la suite d'un traitement bien dirigé, le foie redevenir normal, l'ictère, les douleurs ne plus réapparaître, mais, parfois, la cholécystite a évolué vers la lithiase.

Que faudra-t-il faire contre cette dernière éventualité ? Rien n'est désormais spécial à la lithiase d'origine typhique, et les calculs biliaires, quelle que soient leur origine, sont justiciables du même traitement.

CHAPITRE VII

Observations

OBSERVATION I

(Personnelle).

(De notre ami R.., externe des Hôpitaux. Rédigée par lui-même

R..., né en 1876.

Je ne connais aucune trace d'hérédité, ni surtout d'arthritisme dans ma famille. Mes parents sont en bonne santé. J'ai perdu un frère mort en bas âge d'une affection indéterminée et deux sœurs de la rougeole. Un frère et une sœur sont vivants et bien portants.

Enfant, j'ai eu la rougeole.

Jusqu'à 21 ans, je n'ai eu à me plaindre que d'une constipation légère, sans autre trouble de la santé. J'ai toujours eu une vie passablement active avec exercices physiques.

Dans les premiers jours de décembre 1896, au moment où régnait à Lyon une épidémie de fièvre typhoïde, je prend s brusquement une température élevée, accompagnée de cépha_ lalgie intense, de courbature générale, douloureuse, de troubles gastro-intestinaux.

M. le docteur P. Courmont, qui vient me voir quatre jours

après ce début, croit pouvoir poser, d'une façon à peu près certaine, le diagnostic de dothiénentérie. Cependant, l'épreuve du séro-diagnostic lui donne un résultat nettement négatif.

Quelques jours plus tard, les taches rosées lenticulaires apparaissent et le médecin qui me traite dans ma famille, affirme la fièvre typhoïde. Le séro-diagnostic fait, à nouveau, donne une réaction positive de moyenne intensité. Sans doute, l'épreuve du début avait été faite prématurément.

Un bon mois environ après le début, la température tombait. Depuis cet instant, la convalescence se fit rapide, sans complications.

Vers le milieu de février je reprenais mes occupations. Il me semblait même que j'étais guéri de mon ancienne constipation. Par contre je commençai à ressentir souvent des douleurs à l'épigastre. Pendant certaines périodes, elles se produisaient plusieurs jours de suite. Elles débutaient, le plus souvent, à 4 ou 5 heures de l'après-midi, rarement la nuit, mais toujours 4 ou 5 heures après les repas.

C'étaient des douleurs sourdes, diffuses, pas très intenses, ayant leur maximum à l'épigastre, s'irradiant dans les hypochondres sans prédominance, ni d'un côté ni de l'autre. Pendant ce temps, mon appétit était normal et la douleur disparaissait même pendant le repas.

Je pensais à des douleurs stomacales d'autant qu'au moindre prétexte j'avais des troubles gastro-intestinaux marqués. Une fois entre autres, cinq ou six mois après la fin de ma fièvre, j'eus à la suite d'un repas copieux un embarras gastrique fébrile très violent qui dura huit jours.

Au 3e ou 4e jour de cet incident je remarquai que j'avais une teinte subictérique légère sur les téguments, mais assez nette aux conjonctives pour être indubitable.

Cet état de malaises intermittents dura deux ans, quand, dans les premiers jours de mars 1899, je remarquai que ces douleurs siégeaient surtout du côte droit. Puis un jour, immédiatement après le repas du soir, je fus pris brusquement d'une douleur aiguë, atroce, siégeant nettement à droite, dans la région hépatique. Je prenais les positions les plus bizarres qui semblaient me donner un soulagement momentané. La douleur s'irradiait vers l'épigastre, dans le thorax, vers l'épaule droite.

La paroi abdominale était hyperesthésiée et la pression me donnait un paroxysme.

Au bout de peu de temps, j'eus des vomissements violents, répétés, alimentaires, puis muqueux et bilieux. Je ressentis quelques frissons.

Mes amis me transportèrent à l'Hôtel-Dieu où on me fit une piqûre de morphine. Le soulagement fut immédiat et absolu.

Le lendemain, M. le Dr Bouveret, sur ma description, porta le diagnostic de colique hépatique. Il me prescrivit des antiseptiques intestinaux.

N'ayant pas surveillé mes selles, je ne puis savoir si le calcul a passé.

Quoiqu'il en soit, depuis ce jour, mon état général est devenu meilleur, plus de constipation, plus de douleurs stomacales. Une ou deux fois seulement, j'ai éprouvé une sensation de pesanteur dans la région hépatique, mais bientôt disparue. Une autre fois, j'ai eu une douleur plus violente, me rappelant le début de ma première colique, mais elle a disparu au bout de quelques minutes.

20 mai 1900.

OBSERVATION II

(Personnelle.)

Due à l'obligeance de M. le Dr Bouveret, médecin des Hôpitaux.

B... Louise, 34 ans, cultivatrice, entre le 18 avril 1900, salle Ste-Marie, n° 7.

Rien à signaler dans les antécédents héréditaires. Père mort d'un cancer du foie.

La malade ne mentionne pas de maladies avant une fièvre typhoïde survenue il y a dix-huit mois environ. Pas d'autres maladies infectieuses. Pas d'éthylisme, ni de syphilis.

Réglée toujours assez régulièrement.

Mariée, elle a eu deux grossesses menées à terme ; les enfants ont 4 et 6 ans et se portent bien.

Pas de névropathie marquée.

La première crise de colique hépatique remonte à un an

presque jour par jour, c'est-à-dire deux mois après la fin de sa fièvre typhoïde.

Depuis lors, les crises successives ont été presque subintrantes, variables dans leur intensité et leur durée, mais la malade n'a pas eu un mois entier de répit.

L'ictère s'est établi, presque dès le début, a persisté depuis lors sans modifications bien notables au point de vue de son intensité, sauf quelques périodes d'exacerbation au moment de coliques plus vives.

La malade signale qu'à différentes reprises, elle a eu des frissons intenses avec stade de chaleur, mais survenant au moment des crises douloureuses ; il ne semble pas qu'elle ait eu d'accès de fièvre vraie et quotidienne en dehors des coliques hépatiques.

Les troubles gastriques n'ont jamais été très accusés, sauf quelques vomissements et un peu d'état nauséeux.

L'état général ne s'est pas modifié d'une façon très profonde. La malade a cependant maigri et s'est affaiblie. A aucun moment elle ne semble avoir eu de troubles nerveux, pulmonaires ou cardiaques, ni dyspnée ni palpitations.

Depuis quelque temps, elle présente quelques signes d'insuffisance hépatique : céphalée, anorexie, vertiges ; elle aurait, en outre, un prurit intense. Mais, en somme, elle vient surtout en raison de la longue durée de l'affection qui a résisté aux divers traitements médicaux : huile d'olive à l'intérieur, thérébentine, antiseptiques intestinaux, etc.

A l'entrée l'état général est satisfaisant : la malade est assez maigre mais non cachectique.

L'ictère est toujours généralisé, très net, coïncidant avec les signes d'ictères par rétention ; pigments biliaires dans les urines et décoloration des matières.

A l'heure actuelle la malade n'est pas dans une période douloureuse ; on ne trouve pas le point cystique, et la région de l'hypochondre droit n'est pas sensible au palper On ne sent pas la vésicule. On ne trouve pas de point douloureux à l'épaule droite.

L'examen du foie montre un certain degré d'augmentation de volume ; on sent nettement le bord inférieur du foie qui a conservé sa forme, mais qui a pris une consistance dure dépassant les fausses côtes de deux travers de doigt.

Rien du côté de la rate qui n'est pas augmentée de volume. Les troubles gastriques sont peu marqués, la malade vomit rarement. A l'examen de l'estomac on ne trouve pas de point douloureux précis; pas de signes de dilatation ni de sténose pylorique.

Rien au niveau de l'abdomen; pas de diarrhée, pas de coliques spontanées, pas de douleur à la palpation.

Rien aux poumons.

Au cœur, un peu de bradycardie, mais les battements sont réguliers ; pas de souffle net, pas de galop ; un peu d'éclat du deuxième bruit; rien au niveau des vaisseaux du cou.

Les urines sont restées abondantes, hautes en couleur, avec pigments biliaires.

Les jours suivants la malade est mise au repos ; on lui donne du lait, des antiseptiques intestinaux.

Elle a, de temps en temps, quelques petites douleurs hépatiques. Son ictère ne paraît pas diminuer, si bien que l'on pense, à un moment donné, à intervenir.

Les selles, toujours décolorées, sont examinées régulièrement on n'y trouve pas de calculs.

Vers le 10 mai, la malade se trouve bien. L'ictère semble s'atténuer et les selles se colorent légèrement.

Cependant, vers la fin de mai, l'ictère est encore très apparent ; les selles sont encore très pâles à certains jours.

Au milieu de juin, l'ictère a considérablement diminué, les selles sont colorées d'une façon habituelle. La malade se trouve bien et sort de l'hôpital, sur sa demande, le 22 juin.

OBSERVATION III.

(Due, ainsi que les suivantes, à l'aimable obligeance de M. le Dr P. VAUTHEY, de Vichy (Résumées). N° 22 de sa collection).

Mme G..., 40 ans. Antécédents goutteux dans la famille du père.

7 enfants. Eclampsie à sa deuxième couche.

A été très grosse, ne pèse maintenant que 76 kil. A eu des névralgies faciales et quelques points de névralgie intercostale.

Fièvre typhoïde à 25 ans.

Coliques hépatiques depuis une dizaine d'années, se présentant à diverses reprises.

N'en a plus ressenti depuis 2 ans.

Depuis un mois, phénomènes gastro-hépatiques, congestion du foie et urines foncées sans ictère.

Cure de Vichy, juillet 1897.

OBSERVATION IV.

(M. le Dr P. VAUTHEY; n° 26.)

F..., Louis, 38 ans, mère rhumatisante et asthmatique.

Fièvre typhoïde à 11 ans.

Bonne santé ordinaire, 98 kilog. Névralgies fréquentes, diverses. Ethylisme. Fume beaucoup. Depuis 5 à 6 ans, pituites matutinales, insomnies, cauchemars, tremblement.

Il y a 3 ans, quelques troubles dyspeptiques accompagnés bientôt de points de côté douloureux au niveau du foie, survenant assez fréquemment. Appétit diminué, digestions pénibles, longues et douloureuses. Entre ces sortes de crises, l'appétit revenait avec amélioration générale et digestions meilleures. Il y a deux mois environ, accès douloureux, revenant plus intenses et plus caractéristiques. Léger subictère des conjonctives, urines rouges, selles décolorées. On fit le diagnostic de colique hépatique.

Elle se renouvela à diverses reprises.

A trouvé un calcul dans ses fèces.

Dernière crise, le 10 juillet 1897.

Cure de Vichy, fin de juillet 1897.

OBSERVATION V

(M. le Dr P. VAUTHEY n^e 50.)

Mlle P..., obésité légère, 32 ans.

Rien de particulier dans les antécédents héréditaires ou personnels, sinon un peu de constipation et une transpiration abondante.

Fièvre typhoïde en septembre 1895.

Eu février 1897, crise de colique hépatique, qui aurait été accompagnée de colique néphrétique, mais celle-ci très douteuse. Ses urines seraient rouges de temps en temps.

Cure de Vichy, août 1897.

OBSERVATION VI.

M. le Dr P. VAUTHÉY. N· 115

Mme C..., 60 ans, 6 enfants dont 3 vivants et bien portants. Bonne santé habituelle, pleurésie il y a 12 ans.

Il y a 7 ans, fièvre typhoïde.

Chagrins et ennuis depuis quelques années.

Décembre 1896, colique hépatique frustre. Malaise et météorisme abdominal. Douleur épigastrique. Nausées.

Deux mois après nouvelle crise. La malade ne peut dire si elle a eu des symptômes ictériques. Depuis, quelques crises semblables.

A Pâques 1898, influenza. — Un mois après crise hépatique franche, très douloureuse se renouvelant à 4 ou 5 reprises différentes.

Dernière crise il y a 10 jours.

Cure de Vichy, juillet 1898.

OBSERVATION VII.

M. le Dr P. Vauthey. N· 119

Août 1898, Mme F..., 58 ans. Mère migraineuse et asthmatique.

Bien portante jusqu'à 24 ans. A ce moment, bronchite avec furoncles et abcès derrière l'oreille. Pas de grossesse.

En 1877, fièvre typhoïde. Depuis une, quinzaine d'années, dépôt rouge brique dans les urines. Il y a une dizaine d'années chagrins de famille. A ce moment, symptômes morbides divers : soif, polyurie, troubles de l'appétit, de la digestion. Affaiblissement physique. Dépression mentale et intellectuelle. Inaptitude à attention soutenue, à tout travail.

A la même époque, coliques hépatiques répétées pendant 15 jours. N'ont plus reparu depuis.

Par la suite, ménopause et nouveaux chagrins de famille avec accentuation des troubles mentaux et hallucinations de la vue.

Cure de Vichy, fin juillet 1898. A ce moment, glycosurie, 45 gr. par litre.

OBSERVATION VIII.

M. le Dr P. Vauthey N· 200

G... Victor, 47 ans, père diabétique, mort. Antécédents personnels : vie assez active; depuis quelques années neurasthénie légère, établie lentement, palpitations, cauchemars.

Septembre 1898, fièvre typhoïde grave avec complications cardiaques et rénales.

Fin janvier 1899, cholécystite. deux poussées successives. Température 39 à 40 °/₀· Imminence d'intervention. Guérison spontanée.

Fin février, crise de colique hépatique franche. Point douloureux à maximum épigastrique. Point dorsal. Ictère. Urines rouges. Selles décolorées.

3 ou 4 nouvelles crises jusqu'à fin avril 1899. Entre les crises le foie restait gros avec sensation de pesanteur et de gonflement. Ventre tendu et dur. Amaigrissement.

On n'a pas trouvé de calculs dans les selles.

Mai 1899, cure de Vichy.

OBSERVATION IX

M. le Dr P. VAUTHEY, n° 208.

M. P..., 48 ans. Rien dans antécédents hériditaires. Toujours santé un peu délicate et principalement troubles gastriques.

En 1883, fièvre typhoïde.

Il y a 12 ans (1887), douleurs rhumatismales à peu près généralisées, principalement dans les genoux, qui se présentaient de temps en temps. — Sujet aux maux de gorge.

Il y a 6 ans en 1893, première crise de colique hépatique ; en 1897, deuxième et dernière crise.

Pas d'alcoolisme, très peu de nervosisme. Cure de Vichy, juin 1899, pour troubles gastriques aggravés.

OBSERVATION X

M. le Dr P. VAUTHEY, n° 226

Juin 1899. Mme D..., 55 ans.

Mère migraineuse avec crampes d'estomac.

A 8 ou 9 ans, fièvre typhoïde. Vers 19 ou 20 ans aurait eu de l'ictère.

Deux enfants bien portants. Il y a 16 ans, en 1883, première colique hépatique, précédée depuis quatre ou cinq ans, de quelques troubles digestifs pendant la nuit.

Pendant plusieurs années, réapparition des crises de colique hépatique, irrégulièrement, parfois tous les huit ou quinze jours, ou tous les deux ou trois mois.

Constipation très marquée avec glaires et membranes.

En 1886, fracture de jambe droite. Pendant séjour au lit, pneumonie. Quelques temps après, ménopause, ordinairement très nerveuse. Depuis un certain temps, douleurs névralgiformes diffuses.

Il y. a deux ans, chagrins (mort brusque de son mari).

En août 1898, réapparition des crises de coliques hépatiques, qui se présentent sous forme de crise légères, jusqu'à, il y a trois semaines, où violente et dernière crise.

Cure de Vichy, juin 1899.

OBSERVATION XI

M. le Dr P. VAUTHEY, n° 228

Mme L..., 32 ans.

Fièvre typhoïde vers 5 ou 6 ans. Très nerveuse, mais pas de crises. Toujours constipée. Mariée à 21 ans. Poids à son mariage, 53 kilogs. Repas irréguliers, très rapides. Deux ans après son mariage, commence à prendre embompoint. A 29 ans, 78 kilogs.

A ce moment, première grossesse, mauvaise grossesse, mauvaises couches, forceps. Se dit rhumatisante, depuis quatre ou cinq ans.

Première colique hépatique, il y a deux mois, avec vomissements d'un liquide clair. Pas de symptômes ictériques. Deuxième colique, huit jours après. Ictère des conjonctives.

Cure de Vichy, juin 1899.

A repris ses crises dans l'hiver 1899-1900.

OBSERVATION XII

M. le Dr P. VAUTHEY, n° 239

Mme B..., 49 ans.

Père obèse, diabétique, mort de colique néphrétique.

Frère également obèse.

Bonne santé jusqu'à mariage, vers 21 ans.

Variole vers 22 ans.

Gros chagrins de ménage. Six enfants dont deux vivants, très bien portants, 104 et 95 kilogs ; 20 et 25 ans.

Fièvre typhoïde en 1880, pendant sa quatrième grossesse. Bronchite et fluxion de poitrine vers 1885. Pleurésie droite vers 1887.

Depuis longtemps, urines troubles, avec dépôt rouge brique.

Le 2 mai 1897, première crise de colique hépatique, sans prodromes, sans troubles gastriques antérieurs ; coliques répétées pendant trois semaines.

Symptômes hystériques, faiblesse, amaigrissement, état général mauvais.

Cure de Vichy 1897, 1898, 1899. Pas de colique hépatique depuis la saison de Vichy.

OBSERVATION XIII

(M. le Dr P. VAUTHEY, n° 246.)

· Mme C..., 36 ans.

Fièvre typhoïde à 12 ans. Chlorose. Quatre grossesses, quatre enfants bien portants.

Après première couche 1889, crampes d'estomac avec nausées, urines rouges. Peut-être coliques hépatiques, crises qui ont reparu de temps en temps.

Depuis, santé assez bonne, mais digestions lentes et difficiles.

Fin juillet 1898, surmenage physique, fatigues, soucis ; nouvelle colique hépatique.

Début la nuit, colique hépatique franche, très aiguë et violente.

Trois mois après, deuxième crise un peu moins forte.

Depuis ce moment, novembre 1898, à peu près tous les trois mois, cinq ou six jours après les règles, petite crise hépatique très légère.

Dernière crise fin mai 1899.

Cure de Vichy juillet 1899. Entéroptose, battements épigastriques.

OBSERVATION XIV

(M. le Dr P. VAUTHEY, no 252.)

Mme G..., 32 ans.

Jamais très bonne santé, très nerveuse. Mariée à 21 ans. Grossesse gemellaire : deux filles mortes à 6 mois ; deuxième grossesse à 25 ans. Huit ou quinze jours après l'accouchement, troubles digestifs.

Il y a trois ans, fièvre typhoïde.

Pendant convalescence : crise de colique hépatique franche, ictère léger. Ces crises reparurent tous les trois ou quatre mois.

Il y a deux ans, une fausse couche, bronchite et névralgie intercostale guérie.

En mars 1898, colique hépatique violente avec ictère. Séjour au lit pendant un mois, avec douleur continue du côté du foie. gros : température 40°, frissons et sueurs froides. Perte d'appé-tit, langue sale, état général mauvais. Améliorée après un mois.

En novembre, nouvelle crise très intense, avec série de crises pendant trois mois.

Depuis janvier 1899, crises légères de quatre à six heures, tous les mois, au moment des règles.

Dernière crise il y a huit jours.

Cure de Vichy, juillet 1899.

OBSERVATION XV

M. le Dr P. VAUTHEY no 257.

Mme L..., 22 ans. Père aurait eu maladie de foie, teint jaune. Tante religieuse ayant des coliques hépatiques.

Dans sa famille femmes nerveuses,

A l'âge de 18 mois, affection intestinale aiguë ayant laissé constipation opiniâtre permanente, entrecoupée rarement par

une selle diarrhéique abondante survenant brusquement avec
une légère et très courte colique.

Péritonite, puis fièvre typhoïde à l'âge de 14 ans.

Très nerveuse. Une crise nerveuse à 16 ans. Emotion vive.
Aurait eu, à 11 ans, un embarras gastrique, depuis lequel aurait
toujours eu troubles digestifs, qui paraissent plutôt d'origine
névropathique Appétit capricieux, douleurs survenant très
irrégulièrement ; parfois digestion très bonne ; tantôt vomissements alimentaires sans efforts, tantôt malaises épigastriques, parfois calmés, parfois accrus par une bouchée de pain.

Mariée à 19 ans 1/2, pas de grossesse.

Décembre 1898. — Sans aucune cause occasionnelle, colique
hépathique très violente avec vomissements bilieux abon-
dants. Ictère des conjonctives. Jamais d'autre crise.

Cure de Vichy, juillet 1899.

A ce moment, signes assez nets de neurasthénie légère,
troubles gastriques légers, hyperchlorhydrie, entéro-colite
glaireuse.

OBSERVATION XVI

M. le Dr P. VAUTHEY, n° 291.

M. C..., 59 ans.

Fièvre typhoïde à 5 ans.

Toujours bonne santé, sauf quelques troubles gastriques.

Il y a 15 ans, crises gastralgiques, qui durèrent pendant
deux ou trois ans, et assez fréquentes, puis reviennent plus
rarement.

Depuis, appétit faible, digestions pénibles et difficiles.

Fin 1898. — Deux crises douloureuses, faibles, à point de
départ hépatique et irradiées dans tout l'abdomen. Le malade
n'a observé aucun autre symptôme.

Début de juin 1899. — Crise douloureuse assez vive au
niveau du foie, irradiée à l'épigastre au ventre et à la région
lombaire.

Deux jours après, nouvelle crise très forte dans la nuit.

1er juillet. — Crise encore plus intense avec vomissements, puis ictère conjonctival, urine rouge acajou, selles dures et blanches. Depuis deux crises très fortes. On n'a pas trouvé de calculs.

Cure de Vichy, août 1899.

OBSERVATION XVII

(M. le Dr P. VAUTHEY, ne 297.)

Mme B.... 33 ans.

De 8 à 15 ans, forte migraine tous les mois. Reviennent depuis quelque temps. Grossesse il y a 5 ans.

Fièvre typhoïde, septembre 1898. — Depuis deux ans, quelques troubles gastriques, légers, peu fréquents.

Autrefois, constipation habituelle. Depuis sa fièvre typhoïde, selles à peu près quotidiennes, normales.

Avril 1899. — Première colique hépatique avec vomissements bilieux, symptômes ictériques.

2e crise très légère deux mois après.

Cure de Vichy, août 1899. — On constate assez nettement signes d'entéro-néphroptose.

Porte, depuis un an, ceinture de Glénard, qui la soulage énormément.

OBSERVATION XVIII

(M. le Dr P. VAUTHEY, n° 315.)

Mme C..., 55 ans, pas d'enfants, pertes blanches depuis 20 ans. Santé générale faible, surmenage physique à la campagne. Depuis 22 ans, plusieurs attaques de rhumatisme articulaire aigu. Raideur et limitation des mouvements, améliorée par une saison à Aix.

En 1883 ou 1884, coliques hépatiques sur le déclin de la fièvre typhoïde. Coliques subintrantes pendant quatre mois.

Cure de Vichy en 1884, puis trois cures à Vals; très améliorée.

Depuis quelques années, troubles gastriques avec douleur
du côté de foie; digestions pénibles; quelques vomissements,
diarrhée; foie légèrement gros et douloureux.

Subictère des conjonctives.

Cure de Vichy, août 1899. Entéroptose, clapotage gastrique
étendu.

OBSERVATION XIX

(M. le Dr P. Vauthey, n° 338.)

Mme C..., 47 ans, santé ordinairement bonne, nerveuse. A
17 ans, douleurs à formes névralgique. Jamais de grossesse.

Depuis un an, règles irrégulières et moins abondante. Vers
l'âge de 40 ans, troubles dyspeptiques avec dilatation.

A 44 ans, surmenage et chagrins de famille. Crise de colique hépatique. Janvier 1898, deuxième crise avec symptômes
ictériques.

Cure de Vichy, 1898.

Mai 1899. — Fièvre typhoïde.

Trois ou quatre jours après la fin de cette maladie, crise
violente.

8 juin 1899, a trouvé des graviers dans ses selles.
Cure de Vichy, septembre 1899.

OBSERVATION XX

(V. Hanot, *Bulletin Médical*, 1896.)

En 1880, pendant que je dirigeais, comme médecin du Bureau
central, le service de l'hôpital des Tournelles, une jeune
malade fut prise, pendant la convalescence d'une fièvre
typhoïde, de douleurs vives dans l'hypochondre droit, accompagnées de vomissements bilieux et d'un léger ictère. Je ne
me prononçai pas sur l'origine de ces accidents.

OBSERVATION XXI

(V. Hanot, *loco citato*.)

Il y a deux ans, une jeune fille de 19 ans, qui était restée dans le service pendant près de deux mois, pour une fièvre typhoïde, au nº 7 de la salle Grisolle, présenta, au cours de la convalescence, une complication semblable. La fièvre avait complètement disparu. La malade, qui commençait à manger avec grand appétit, mais avec les précautions usitées en pareille situation, fut prise, tout à coup, deux heures environ après le déjeuner, de violentes douleurs abdominales et de vomissements bilieux. La température monta à 39º2, le pouls était presque incomptable, la face grippée, on crut tout d'abord à une perforation intestinale. La douleur et les vomissements persistèrent pendant toute la journée et toute la nuit. Le lendemain, notre malade montrait un ictère foncé ; la fièvre avait disparu avec les douleurs et les vomissements ; les urines étaient rouge acajou ; les fèces décolorées, argileuses. L'ictère persista une quinzaine de jours.

OBSERVATION XXII

(V. Hanot, *loco citato*.)

Mᵐᵉ B..., 33 ans, couturière, entre le 24 septembre 1895, salle Grisolle, lit nº 17, dans le service de M. Hanot, à St-Antoine.

Antécédents héréditaires. — Père mort à 52 ans, d'une infection pulmonaire chronique. Mère bien portante. Quatre frères et sœurs en bonne santé.

Antécédents personnels. — Enfance toujours délicate, dit-elle, avec des poussées de blépharite ciliaire.

Premières règles à 13 ans, régulières depuis.

Cinq grossesses à terme ; trois enfants sont morts en bas

âge. Depuis cinq ans environ la malade souffre d'une affection nerveuse chronique, qui lui rend la marche très difficile.

Début de la maladie actuelle, il y a environ seize jours avec céphalalgie, courbature musculaire, anorexie, constipation ; la malade a cependant continué son métier de couturière. Le 21 septembre, céphalalgie beaucoup plus vive, vertige, insomnie complète. Le 23, diarrhée. Le 24, entrée à l'hôpital St-Antoine.

Etat actuel. — La malade est étendue dans le décubitus dorsal ; elle répond très difficilement aux questions qu'on lui pose.

Elle dit avoir beaucoup maigri depuis deux ans ; sa face est émaciée ; traits tirés, pommettes saillantes et colorées. Les côtes et le sternum se dessinent nettement sous la peau ; ventre légèrement ballonné.

La pression réveille dans toute son étendue une douleur peu accentuée, sans localisation particulière. Pas de gargouillement dans la fosse iliaque droite. Les membres inférieurs sont décharnés ; l'atrophie musculaire est généralisée à toutes les masses. Pour déplacer les jambes dans son lit, la malade doit les soulever à l'aide de ses mains. Au milieu de la première vertèbre sacrée existe un point douloureux qu'augmente la pression et qui ne s'accompagne ni de rougeur, ni de gonflement. On ne constate en aucune région du corps de taches rosées lenticulaires. Pas de toux. Pas d'expectoration. Vingt-quatre respirations à la minute. La percussion et l'auscultation ne dénotent rien d'anormal à l'appareil pulmonaire.

La pointe du cœur bat dans le quatrième espace intercostal. Les diamètres du cœur sont : 12 cent. dans les diamètres horizontal et vertical, 13 cent. dans le diamètre oblique.

Aucun bruit de souffle aux orifices. Les vaisseaux de la région cervicale sont animés de battements violents et soulèvent la peau à chaque pulsation. Pouls régulier : 92 pulsations à la minute.

Langue un peu trémulante, rouge sur les bords, recouverte d'un enduit blanchâtre dans la région dorsale ; anorexie complète, diarrhée. Les selles sont fréquentes, fétides, de coloration jaunâtre. Le foie ne déborde pas le rebord des fausses côtes,

La rate, sensible à la percussion, mesure 7 mil. verticalement, 5 mil. transversalement.

Les menstrues ont été régulières jusqu'au mois dernier. Les dernières règles se sont prolongées pendant 15 jours et ont été suivies d'une abondante diarrhée.

Urines troubles, de coloration foncée, peu abondantes (environ 500 gr. dans les 24 heures). Elles ne contiennent pas d'albumine, mais de l'urobiline en assez grande quantité.

Les troubles nerveux sont essentiellement marqués aux membres inférieurs et caractérisés par une paraplégie incomplète avec exagération de réflexes rotuliens et trépidation épileptoïde. Aucune modification de la sensibilité aux différents modes. Pas de troubles vésicaux ou rectaux.

On constate, en outre, une certaine difficulté de la parole et un certain degré d'affaiblissement intellectuel, peut-être imputable à la maladie actuelle.

La température a été de 38°6 à l'entrée. Elle est, ce matin, de 38°5.

Le diagnostic porté est : fièvre typhoïde probable chez une malade atteinte d'une affection spinale ancienne.

26 septembre. — La température a continué à s'élever (39°5 hier soir, 38°8 ce matin). La diarrhée est moins fréquente. La malade ressent de violentes douleurs dans l'abdomen. Sur la lèvre inférieure droite, près de la commissure, est apparue une vésicule d'herpès. On compte 88 pulsations à la minute, 28 respirations.

1er octobre. — L'état général s'est peu modifié, la céphalalgie persiste, l'insomnie a cédé, pour la première fois, la nuit dernière, à l'administration du chloral. L'anorexie est complète. La langue est humide, rouge sur les bords et à la pointe. La malade est abattue et répond à peine aux questions. Au niveau du point douloureux de la région sacrée, les téguments ont pris une teinte violacée sur une longueur de trois à quatre centimètres, cette teinte s'étend à la partie supérieure du pli inter-fessier. Température 38°5 ; pouls 100 à la minute ; R. 22.

2 octobre. — La température s'est élevée hier soir à 40°6. Ce matin elle est à 38°4. La malade se plaint de maux de tête très violents et de troubles visuels intermittents. Par moments, il

lui passe comme un brouillard devant les yeux. Elle répond encore plus difficilement que d'habitude, et s'exprime avec une grande lenteur. Le ventre est ballonné. Le pouls est petit, fréquent (106 pulsations à la minute), mais régulier.

5 octobre. — La température oscille autour de 40°. La malade est dans un état voisin de la stupeur; elle entend à peine ce qu'on lui dit. Bouche sèche, langue rôtie, dents un peu fuligineuses, soif vive Il n'existe, pour le moment, ni diarrhée, ni vomissements; 108 pulsations à la minute, 35 respirations. Les urines contiennent de l'urobiline. L'escharre sacrée n'est pas ulcérée. Dans la région de la malléole interne droite et au niveau de l'extrémité postérieure du cinquième métatarsien existent des plaques rouges peu étendues.

6 octobre. — Les membres supérieurs sont le siège de mouvements convulsifs de faible intensité. Le décubitus est en « chien de fusil »; la bouche est ouverte, les yeux sont mifermés.

La dépression des forces s'accentue. La malade boit à peine du lait. P. 128. R. 32 à la minute.

7 octobre. — Les mouvements des membres supérieurs s'accusent. L'état de torpeur est devenu profond. Il existe, depuis hier, une contracture du membre supérieur droit. L'avant-bras est fléchi à angle droit sur le bras, la main est en supination, fléchie sur le poignet, les doigts sont fléchis. Le membre supérieur gauche est contracturé à un moindre degré. Les doigts sont le siège de troubles vaso-moteurs. Ils sont bleuâtres et légèrement froids. L'excharre se creuse.

Hier soir est apparu, à la face interne du genou droit, un épaississement saillant, de forme arrondie, de coloration rouge, limité, à sa périphérie, par un bourrelet d'apparence blanchâtre, comme anémié. Ce matin, on constate une plaque rouge de 4 à 5 cm. de circonférence.

La malade meurt le 8 octobre, à cinq heures du matin.

Autopsie. — Elle est pratiquée 28 heures après la mort. Le cerveau et la moelle sont réservés pour un examen ultérieur.

Les plèvres ne contiennent pas de liquides. Il n'existe pas d'adhérences avec les poumons. Ceux-ci sont le siège d'une congestion extrêmement marquée, étendue du sommet à la base. Les poumons montrent en outre, des lésions d'emphysème.

Le ventricule gauche du cœur est en systole et vide de sang. Les valvules ne présentent pas de lésion microscopique importante. Le cœur pèse 230 grammes.

La cavité abdominale ne renferme pas d'ascite. L'intestin, déroulé et ouvert sur toute son étendue, montre des ulcérations au niveau des plaques de Peyer de l'intestin grêle et de follicules clos du cœcum. Les ganglions mésentériques sont volumineux. Les reins ont leur volume normal. Ils se décortiquent bien ; le parenchyme est fortement congestionné. Le poids de chaque rein est de 150 grammes. La rate est hypertrophiée, de consistance assez molle, et pèse 370 grammes. Le foie ne déborde pas le rebord des fausses côtes (poids: 1350 grammes). Il a l'apparence du foie infectieux, avec taches hémorrhagiques.

La vésicule biliaire est dilatée. Elle contient une bile de coloration foncée. Près de son fond, il existe, dans la paroi externe, une petite fistule du volume d'un pois.

Les voies biliaires attirent l'attention par la dilatation du canal cystique et du canal cholédoque et l'existence de calculs à leur niveau. On en compte huit dans la vésicule biliaire, vingt-six dans le canal cystique, une quinzaine dans le cholédoque. Il n'en existe pas dans le canal hépatique, ni dans les prolongements biliaires intra-hépatiques. Ces calculs ont des caractères particuliers. Leur forme est variable, mais elle n'est jamais arrondie. Ils prennent l'apparence de pyramide, de prisme de double croissant accolé avec arête à leur ligne de jonction, de grain de café. Ils présentent des faces successivemént convexes, planes ou excavées, limitées par des arêtes mousses.

Leur surface est lisse. Il n'existe pas de saillies à leur niveau, comme dans les calculs mûriformes. Leur volume varie depuis celui d'un haricot jusqu'à celui d'une tête d'épingle ; le poids est léger : les plus volumineux pèsent de 15 à 20 centigrammes. Il en faut une dizaine, en moyenne, pour peser un gramme.

La coloration extérieure est jaune d'œuf. Conservés à sec, les calculs perdent au bout d'un certain temps cette coloration. Ils deviennent plus ternes. Le fond jaune se tache de points et de lignes noirâtres. Ils s'écrasent facilement sous une pression légère du doigt. On reconnaît alors qu'ils sont formés de deux parties : d'une écorce ou coque très mince, de couleur jaune, et d'un centre, de teinte brun chocolat.

Un gros calcul est sectionné avec un scapel stérilisé. Une parcelle de la masse centrale, brun chocolat, est le point de départ de cultures en bouillon, gélose, gélatine, et de colorations sur lamelle. Les préparations montrent l'existence de bâtonnets plus longs que larges, plus ou moins allongés, isolés ou réunis en amas, qui prennent les couleurs d'aniline et se décolorent par la méthode de Gram. En bouillon, il se fait d'abord un trouble, puis un précipité au fond du tube. La géla-tine n'est pas liquéfiée. La culture sur gélose est formée. de très nombreuses petites colonies. Tous ces milieux renferment le même bacille court ou allongé, parfois filamenteux, incurvé, en point d'interrogation, se décolorant par la méthode de Gram.

Les colonies isolées sur gélose servent à un nouvel ensemencement sur agar, à des cultures sur pommes de terre ; la culture est discrète, limitée au point d'ensemencement, sous forme d'un enduit jaune brunâtre. Il ne se produit pas de fermentation en bouillon lactosé. Les calculs contiennent donc le bacille d'Eberth à l'état de pureté dans leur intérieur.

OBSERVATION XXIII

(G. Milian, Société anatomique, novembre 1896.)

Le 31 octobre 1896, entre dans le service du Dr Gaillard, suppléé par M. Hudelo, une jeune femme de 24 ans, Marie M... Cette jeune femme a toujours été bien portante et nous ne relevons aucune maladie dans ses antécédents.

Une grossesse, développée, il y a deux ans, s'est terminée, sans accident ni fièvre, par la naissance d'une fille actuellement vivante et sans tare pathologique.

Il y a une vingtaine de jours environ, la malade fut prise de malaise général, de nausées, de courbature et de fièvre. Les symptômes s'accentuant, la malade alla consulter un médecin

qui la déclara atteinte d'embarras gastrique et la purgea.
Malgré cette médication, l'état de la malade ne fit qu'empirer
et celle-ci dut se mettre au lit le 23 octobre, c'est-à-dire huit
jours avant son entrée à l'hôpital. De nouveaux symptômes
s'étaient montrés : céphalée intense, augmentation de malaise,
insomnie, diarrhée jaune abondante, etc...

Nous voyons la malade inquiète, très agitée, se plaignant
d'un violent mal de tête, le visage inquiet, les yeux égarés. La
langue est sèche, fendillée, rôtie, les dents fuligineuses ; l'anorexie est complète, le ventre est sensible à la pression du creux
épigastrique et surtout de la fosse iliaque droite. L'S iliaque
apparaît rempli de scybales, la constipation ayant succédé à la
diarrhée. Le foie déborde légèrement les fausses côtes, le rebord
costal, au niveau de la rate, est légèrement douloureux à la palpation. Le ventre est très modérément ballonné. On constate
sur la peau de l'abdomen, des flancs et du dos de nombreuses,
taches rosées caractéristiques un peu pâles et non saillantes.

De nombreux râles sibilants retentissent dans toute la poitrine, surtout du côté droit. Les battements du cœur sont réguliers, bien frappés mais rapides. Le pouls est petit, fréquent,
battant 130 à la minute. La température atteint 40°2 et le
soir 40°5.

Le diagnostic de fièvre typhoïde s'impose.

Traitement : régime lacté, bains froids toutes les 3 heures,
todd, champagne, purgatif.

1er novembre. — Le lendemain, la température s'élève encore.
La malade a déliré toute la nuit ; la constipation persiste.
Temp. 40° pouls 134.

2 novembre. — Temp. 40°2 le matin ; 40° le soir.

3 novembre. — Temp. 40° le matin ; 39°6 le soir. Le pouls est
petit, fréquent, misérable. Le délire s'est accentué et persiste
dans toute la journée. L'état général est très grave. La maladie
revêt une forme ataxo-adynamique redoutable. Il est impossible de faire prendre de bain la nuit à la malade.

4 novembre. — Temp. 40°5 le matin ; 40°2 le soir.
Albumine en quantité très abondante dans les urines. Oli-
gurie...

5 novembre. — Temp. 40°9 le matin ; 40°2 le soir.

6 novembre. — Persistance du délire et des phénomènes généraux.

Temp. 40°6 le matin ; 40°1 le soir.

7 novembre. — La malade a eu une syncope en prenant son bain. Malgré les piqûres de caféine, le pouls ne se relève pas. Les battements de cœur sont pourtant réguliers et bien frappés.

Temp. 40°6 le matin ; 40°1 le soir.

8 novembre. — La malade est dans le coma vigil, étendue dans le décubitus dorsal, les extrémités froides, les yeux convulsés, la respiration stertoreuse, le pouls imperceptible, la température du matin était de 40°6.

Il s'agit là de températures vaginales.

La mort survient à une heure de l'après-midi, sans qu'à aucun moment de sa maladie, la malade n'ait présenté d'ictère.

Notons ici que le diagnostic de fièvre typhoïde a été vérifié le 5 novembre par l'épreuve du séro-diagnostic.

10 novembre. — Autopsie. Les poumons, emphysémateux sur leurs bords, sont congestionnés au niveau de leur face postéro-interne ; il existe même une splénisation très étendue à la base droite.

Le *cœur* est normal d'aspect, son muscle est ferme et l'organe n'est pas comme dans les myocardites typhiques, flasque, déformé ; la couleur à la coupe est normale, peut-être un peu pâle. Aucune lésion valvulaire ne s'y révèle.

L'*œsophage* est indemne de lésions.

L'*estomac* présente un pointillé ecchymotique très abondant, surtout sur sa face postérieure. Quelques exulcérations de forme triangulaire, à fond noirâtre, apparaissent assez nombreuses au niveau de la grosse tubérosité.

L'*intestin grêle* est parsemé, dans toute la région iléenne, de plaques de Peyer, molles, violet-rose, peu saillantes, à peine ulcérées, sans tourbillons, en un mot, en voie de décroissance. Toutes paraissent du même âge, toutes ont la même apparence de lésions éteintes, ou en voie de défervescence. Il n'y a, nulle part, menace de perforation. On ne trouve, dans le mésentère, aucune trace de lymphangite, aucun ganglion hypertrophié.

Le *gros intestin*, indemne de lésions, est bondé de scyballes dans sa portion terminale.

Les *reins* sont de volume normal, mais congestionnés, violacés à la coupe.

La *rate*, doublée de volume, est molle, presque diffluente, de couleur noirâtre à la coupe.

Le *foie* est aussi très notablement augmenté de volume. Il présente sur sa face convexe des taches blanches, irrégulières, analogues à celles décrites par Hanot dans les foies infectieux. L'organe est mou, friable, plutôt pâle et luisant, manifestement gros. On n'y trouve pas d'abcès.

La vésicule biliaire, de couleur, de volume et d'aspect normaux, renferme une bile brunâtre, au milieu de laquelle nagent une multitude de calculs dont trois sont engagés dans le canal cyotique.

Le système nerveux n'a pas été examiné.

Voici l'examen que nous avons pratiqué au sujet des calculs biliaires qui font l'objet de cette communication.

Au nombre de 25, ils sont tous du même volume, de même aspect, de même couleur, en un mot identiques sous tous les points de vue et, vraisemblablement du même âge. Ils sont du volume d'un petit pois, mûriformes de couleur jaune d'œuf cuit dur ou fleur de soufre. Quelques-uns présentent à la surface une légère teinte acajou, mais celle-ci est surajoutée et due à du sang desséché. Ils sont extrêmement friables, réductibles entre les doigts à une poudre jaune pâle, impalpable, analogue à la poudre de lycópode.

A la coupe, ils n'apparaissent pas formés de stratifications concentriques. Au contraire, on y distingue des stries radiées, brillantes, cristallisées et jaune pâle, comme la teinte périphérique.

Le centre de ces calculs est couleur chocolat ; il est manifestement raréfié. Aussi, à la coupe, ces calculs ressemblent-ils à ces bonbons à liqueur dont le contenu commence à se dessécher.

Ces calculs sont extrêmement légers, car ils surnagent dans l'eau. Ils plongent, par contre, dans l'éther et dans l'alcool.

Insolubles dans l'eau et l'alcool à froid, ils se dissolvent totalement dans le chloroforme et l'éther, à qui ils communiquent une teinte jaune verdâtre.

Nous en avons pratiqué l'analyse méthodique.

Pas de résidu appréciable à l'incinération, ce qui prouve leur nature organique,

Absence de la réaction de la murexide, donc absence d'acide urique et d'urate d'ammoniaque.

Absence des réactions de la xanthine et de la cysine.

Par contre, la présence de la *cholestérine* nous a été nettement démontrée par :

1º La grande solubilité des calculs dans le chloroforme et dans l'éther ;

2º La présence dans la dissolution chloroformique de cristaux de cholestérine en plaquettes absolument caractéristiques.

3º Par les réactions chimiques : la dissolution dans le chloroforme additionné d'acide sulfurique, donnait une teinte rouge sang des plus nettes ; enfin, on obtenait une teinte violette immédiate en ajoutant à un volume de la solution chloroformique, trois volumes d'acide sulfurique concentré et quelques gouttes de perchlorure de fer.

Outre la cholestérine, qui formait la majeure partie des calculs, il entrait dans la composition de ceux-ci une proportion notable de *pigments biliaires,* ainsi que l'ont démontré les recherches suivantes :

Pulvérisation du calcul qui est ensuite traité par l'éther pour le débarrasser des matières grasses et de la cholhsetérine, lavage du résidu à l'eau bouillante pour enlever les sels qui pourraient se rencontrer ; chauffage avec HCl et évaporation à siccité ; le résidu, épuisé par le chloroforme bouillant, nous a donné une solution verte dénotant la présence de la biliverdine. Celle-ci a été démontrée par l'examen spectroscopique, car l'interposition de la dissolution chloroformique verte entre l'éclairage et le prisme a produit l'effacement de toute la partie violette du spectre et même l'apparition, d'une raie entre le vert et le bleu.

En dernier lieu, la partie superficielle des calculs ayant été enlevée à l'aide d'un scalpel stérilisé et rouge, puis la nouvelle surface obtenue ayant été elle-même stérilisée au fer rouge, le centre du calcul fut prélevé avec une aiguille lancéolée stérile et ensemencé dans un tube de bouillon peptoné.

Les conditions d'asepsie, pour le prélèvement du centre du calcul ont ainsi été parfaites et l'on ne peut nous accuser d'avoir introduit des germes du dehors par la section du calcul.

L'ensemencement nous donna un résultat positif. L'expérience, répétée une seconde fois avec un autre calcul, aboutit au même fait. Le bacille qui a proliféré est en tous points, analogue au bacille d'Eberth et s'est trouvé à l'état de pureté. Voici quels en sont les caractères d'après la culture sur bouillon peptoné. Bâtonnets cylindriques à extrémités arrondies, donnant tantôt l'aspect de gros cocci ou de bactéries trapues, à forme de fuseau ou de navette avec espace clair au centre, tantôt, mais plus rarement à cause du jeune âge de la culture, l'aspect de bâtonnets grêles et allongés. Mobilité très vive dans le bouillon. La coloration des cils n'a pas été pratiquée. Agglutinement rapide de ces bacilles en ajoutant du sérum de typhique à cette culture dans la proportion indiquée par Widal de I goutte de sérum pour X gouttes de bouillon. Il est vrai de dire, avec Courmont, que si le sérum typhique seul agglutine l'Eberth, il n'agglutine pas seulement ce microbe.

Dans bouillon, trouble très rapide et uniforme; absence de pellicule superficielle myodermique.

Absence de la réaction de l'indol dans les cultures dans bouillon âgées de 24 heures.

Sur gélose, couche blanchâtre le long de la strie.

Sur gélatine, absence de liquéfaction. Colonies superficielles épaisses, d'un blanc crémeux, à contours parfaitement réguliers, opaques.

Dans l'épaisseur, colonies vagues d'aspect nuageux.

L'examen histologique de la vésicule biliaire n'a révélé aucune lésion appréciable.

La muqueuse montrait, par place, des bacilles, les uns à la surface, les autres dans les profondeurs et analogues, comme caractères morphologiques à ceux trouvés dans la culture. Mais il est fort probable qu'il s'agissait là du bactérium coli, envahisseur rapide des cadavres.

OBSERVATION XXIV

(MM. RAIMON et FAITOUT. Société de Biologie, 26 décembre 1896.)

W... Henriette, 30 ans, a joui d'une bonne santé durant son enfance; aucun antécédent lithiasique jusqu'à l'âge de 24 ans, époque où elle contracte une fièvre typhoïde grave qui dure 3 mois. Elle reprend ensuite ses occupations de cuisinière; mais, au bout d'une *quinzaine de jours*, elle est prise subitement, dans la soirée, de violentes douleurs de l'hypochondre droit, avec irradiations vers l'épigastre et l'épaule droite. Vomissements bilieux; pas d'ictère ni de décoloration des matières fécales.

Un médecin, appelé en toute hâte, porte le diagnostic *de coliques hépatiques*. Tout rentre dans l'ordre au bout de cinq à six heures. Un mois plus tard, la malade éprouve de nouveau dans la région hépatique, des douleurs moins vives qu'au début et accompagnées, pour la première fois, de quelques frissons. Pas de vomissements, mais diarrhée abondante; le tout persiste de deux à trois jours.

Depuis ce moment, jusqu'au mois de juillet dernier, c'est-à-dire pendant six ans, la malade éprouva, tous les mois, quelquefois même deux fois par mois ces mêmes symptômes dont la durée ne dépassa pas quarante-huit heures. En juillet dernier, seconde attaque de colique hépatique, analogue à la première mais suivie de subictère et de décoloration des matières fécales.

Elle rentre à l'hôpital le 1er octobre 1896. A ce moment la malade souffre d'une série de coliques hépatiques; vomissements muqueux et bilieux; ventre météorisé et douloureux, surtout au niveau de la vésicule. Léger subictère des muqueuses; les matières ne sont pas décolorées, les urines ne contiennent pas de pigments. La température oscille entre 38° et 39°. On porte le diagnostic d'angiocholécystite et, pour préciser la nature de l'agent infectieux, on pratique, quelque temps après, l'épreuve du séro-diagnostic. Le bacille d'Eberth, en culture de vingt-quatre heures, mis en présence du sérum (une goutte de sérum pour dix grammes de bouillon), n'est pas agglutiné, même après un 1/4 d'heure d'attente. Un tube de bouillon de 4 centimètres cubes, auquel on avait ajouté douze gouttes de sérum fut ensemencé avec du bacille d'Eberth. Trouble uniforme le lendemain et jours suivants. L'épreuve fut donc absolument négative.

La malade refuse toute opération; mais la fièvre persiste, les vomissement rendent l'alimentation impossible; l'amaigrissement est extrême. V... se décide enfin à passer dans le service du docteur Quénu où l'opération est pratiquée le surlendemain : incision latérale; mise à nu d'une vésicule petite et rétractée, décollement des adhérences, cholecystectomie, drainage. Suites opératoires excellentes.

La vésicule enlevée contient six calculs durs, noirâtres, du volume d'une noisette; la bile est séro-purulente; l'examen extemporaire de cette bile révèle la présence de nombreux bacilles, se décolorant par le Gram. Ensemencement de la bile sur bouillon et gélose; deux calculs sont mis dans deux tubes, de bouillon. Le lendemain, cultures eberthiformes assez abondantes sur les divers milieux. Ces cultures sont repiquées en bouillon lactosé dans du lait, sur gélose à la rubine et sur gelose tournesolée.

Partout réaction du bacille d'Eberth.

Un des calculs fut scié en son milieu, la surface de section, lavée à l'eau bouillie, puis grattée avec une aiguille flambée; dans le godet ainsi formé, on puisa quelques débris pour les ensemencer dans du bouillon. Le bouillon resta stérile.

OBSERVATION XXV

(MM. GILBERT et FOURNIER, Société de Biologie, 21 juillet 1894.)

Une jeune femme de 21 ans entre, le 26 février dernier, à l'hôpital Tenon; elle est au 8e jour d'une fièvre typhoïde. Elle n'a jamais été malade antérieurement; elle a eu une grossesse à 19 ans.

Deux jours après son entrée à l'hôpital elle présente une éruption très nette de taches rosées. Ce même jour elle commence à se plaindre d'une douleur légère au niveau de la parotide droite ; le lendemain, 1er mars, la région est assez tuméfiée, rouge, entièrement douloureuse. La fièvre est vive, la malade a du délire. Le 3 mars, il y a de la fluctuation, on incise et on donne ainsi issue à une grande quantité de pus.

Déjà,à ce moment, la parotide gauche est devenue à son tour légèrement volumineuse et douloureuse ; les accidents suivent la même marche et le 6 mars on pratique une incision.

L'examen bactériologique du pus des deux parotides révèle la présence à l'état pur du staphylocoque doré.

Par la suite, la maladie évolue régulièrement sans aucun phénomène particulier, la malade sort guérie le 4 avril ; dès le 23e jour de sa maladie, la température était revenue à la normale.

Le 9 juin, trois mois et demi environ après le début de sa fièvre typhoïde, elle rentre de nouveau à l'hôpital. Elle a été prise, pendant la nuit, quelques heures après son repas, de frissons, d'une vive douleur au niveau de la région hépatique et de vomissements verdâtres.

Le siège de la douleur est au niveau de la vésicule ; cette douleur aiguë, paroxystique, fortement exagérée par la pression au niveau de la vésicule, s'irradie vers l'épigastre ; mais l'examen de cette dernière région n'est pas douloureux.

Après un intervalle de calme complet, les douleurs et les vomissements reparaissent la nuit suivante, s'accompagnant cette fois d'une élévation assez considérable de la température 40o8. Les douleurs, l'intolérance gastrique et la fièvre se continuent le lendemain 10 mars, puis tout enfin disparaît assez brusquement le surlendemain 11 mars. On n'a noté aucun symptôme de rétention biliaire. Un examen rigoureux des selles n'a pas fait découvrir de calcul ni de sable biliaire. La malade passe encore huit jours à l'hôpital, puis sort complètement guérie.

OBSERVATION XVI

In Thèse Guillemin, Paris, 1899.

Femme de 38 ans.

Très bonne santé antérieure.

Réglée vers 15 ans, peu régulièrement.

Huit grossesses, toutes à terme. Le premier accouchement il y a quinze ans, et le dernier il y a quinze mois.

A la suite d'une fièvre typhoïde ayant débuté fin octobre 1898, pour se terminer au milieu de janvier 1899, la malade a ressenti des douleurs dans le creux épigastrique, douleurs assez vagues d'abord, avec irradiations aux deux hypochondres et vers la colonne vertébrale, dépendantes ou non de l'ingestion des aliments, c'est difficile à préciser, la malade ne prenant pendant ces crises qu'un peu de lait, par verres, de temps en temps, soit environ un litre par jour. Cette crise dura cinq ou six jours, c'est la première fois qu'elle avait une crise de cette sorte ; c'était à la fin de janvier.

Même crise s'est reproduite en février. Elle dure, comme la première, cinq ou six jours. Non accompagnée de vomissements. Régime lacté, comme précédemment.

Une troisième crise le 5 mars. Elle était parue le soir, deux ou trois heures après le repas, accompagnée de vomissements alimentaires et ensuite bilieux.

Coïncidence des trois crises avec l'apparition des règles. La malade ne prenait que du lait en très petite quantité et n'allait à la selle qu'avec des lavements.

Jamais de jaunisse pendant ces crises. Jamais de décoloration des selles.

C'est au début de la convalescence de sa fièvre typhoïde, que pour la première fois elle a constaté quelque chose de dur entre l'ombilic et le rebord des côtes.

A l'inspection, on voit une petite saillie entre l'ombilic et le rebord costal du côté droit.

La palpation fait sentir nettement une tumeur ronde, dure, du volume d'une mandarine et légèrement douloureuse. Située près du rebord costal, la tumeur est à cheval sur le bord externe du grand droit ; on le constate nettement quand on fait contracter ce muscle en faisant prendre à la malade la position assise.

Peu mobile sur la ligne médiane, peu mobile aussi en dehors, la tumeur peut être ramenée tout à fait sous le rebord costal.

A la percussion profonde, on constate sa continuité avec le foie, lequel déborde les fausses côtes d'environ un travers de doigt.

Au phonendoscope, on constate l'indépendance de la résonance hépatique et de la résonance de la tumeur.

Rien de particulier à noter pour les autres organes. L'auscultation du cœur et des poumons n'indique rien d'anormal.

Dans les urines il n'y a ni sucre, ni bile, ni albumine. On constate la présence de peptones et l'absence d'urobiline.

Opération faite par M. Hartmann, le 5 avril 1899. La vésicule contient une petite quantité de liquide purulent et un calcul de la grosseur d'une noisette.

L'examen bactériologique fait laboratoire de l'Hôpital Bichat à décelé la présence de bacilles d'Eberth.

OBSERVATION XXVII.

(In Thése GUILLEMIN, Paris 1899.)

Mlle P..., àgée de 20 ans.

Fièvre typhoïde en mars 1898. Jusqu'alors, santé parfaite, aucune maladie sérieuse. Tempérament lymphatique. Constitution vigoureuse.

Comme antécédents héréditaires, père et mère arthritiques.

Fièvre typhoïde en mars 1898. La maladie suit un cours absolument régulier, sans aucune complication. La fièvre est relativement modérée et la température axillaire n'a jamais dépassé 39°7. La défervescence se produit au bout de vingt jours et se maintient. Convalescence régulière et de brève durée. Quarante jours après le début de la maladie, l'état général est excellent, les forces sont entièrement revenues.

En mai, après quelques légers troubles gastro-intestinaux,

léger ictère qui cède rapidement après un purgatif. Tout paraît rentré dans l'ordre et la malade va passer une vingtaine de jours au bord de la mer. Au retour la santé paraît très bonne. Mais, après quelque temps, au commencement d'août, il se produit une violente crise de coliques hépatiques, suivie d'un ictère intense et persistant, malgré tout traitement. Cet ictère s'accompagne de fréquentes épistaxis et de prurit cutané (urticaire), ainsi que d'une douleur légère au niveau de l'épaule droite. Cet ictère persiste malgré l'administration répétée de purgatifs et de calomel. En septembre, la malade va faire une cure à Vichy. A ce moment la jaunisse est très marquée et la malade est considérablement amaigrie.

Les urines sont très colorées et les matières fécales argileuses.

Le traitement hydro-minéral ne produit aucune amélioration sérieuse et, à son retour de Vichy, la malade est toujours amaigrie et jaune. Matières fécales toujours décolorées, urine très foncée. De plus, il existe une assez grande intolérance pour l'alimentation solide. La malade est mise à la diète lactée pendant quelque temps. Peu à peu, sous l'influence de ce régime, et d'un traitement médical approprié, l'intolérance digestive s'amende et la malade peut prendre quelques aliments solides. Mais l'excrétion de la bile est toujours supprimée.

De plus, des signes d'insuffisance hépatique se manifestent. De temps à autre, en particulier à l'époque correspondant à la période menstruelle, qui ne s'est plus rétablie depuis la fièvre typhoïde, la malade est prise, pendant quelques heures dans la journée, d'une somnolence invincible, d'une sorte de torpeur.

Ces accès de narcolepsie s'espacent de plus en plus et finissent par disparaître pour un temps pour reparaître ensuite. Toujours l'ictère persiste avec tous ses symptômes, malgré le traitement qui consiste essentiellement en grands lavements froids (3 à 4 fois par jour), en prises intermittentes de sulfate de soude (10 à 15 grammes), et de salicylate de soude (3 grammes par jour), ce dernier immédiatement administré comme cholalogue.

Depuis le mois de septembre, l'état est toujours à peu près

le même avec alternance d'amélioration et d'aggravation. L'examen du foie montre une augmentation de volume très nette, mais la palpation et la percussion ne permettent de rien trouver au niveau de la vésicule qui ne paraît pas distendue.

Aucune crise nouvelle de coliques hépatiques ne s'est manifestée. L'urine est toujours plus ou moins foncée, sans albumine ni sucre, mais riche en pigments biliaires. Les fèces sont toujours décolorées. En revanche, l'état général paraît s'être amélioré. La malade a sensiblement engraissé et supporte bien une alimentation solide légère. Le sommeil est bon, mais le moindre exercice détermine une fatigue assez grande.

La radiographie laisse croire à une vésicule distendue et remplie d'un dépôt sur la nature duquel il est impossible de se prononcer.

La malade a été opérée le 19 février par M. Charles Monod.

Non seulement la vésicule n'est pas distendue, comme avait pu le faire croire l'examen radioscopique, mais elle n'est même pas visible sur le rebord du foie. Ce n'est qu'en glissant les doigt sous le foie qu'on peut sentir la vésicule accolée, et seulement du volume d'une noisette. Très adhérente, elle est remplie d'une trentaine de petits calculs gros comme des grains de chenevis, d'où est sortie ensuite, par le drainage, une bouillie biliaire assez abondante.

Le liquide recueilli dans la vésicule contenait du coli bacille ; le même micro-organisme a été trouvé au centre des calculs. Pas de bacilles d'Eberth.

Les suites opératoires ont été excellentes, et le 20 mars, la malade a pu être considérée comme guérie, en ce sens que les urines et les selles sont redevenues normales ; l'ictère est depuis longtemps disparu et la plaie est complètement fermée

OBSERVATION XXVIII

(M. V. Cushing. — *Bulletin of the Johns Hopkins Hospital*,
mai 1898.)

Mme C.... 26 ans, entra dans le service du professeur Halsted, à Johns Hopkins Hospital, le 5 mars 1893, se plaignant d'une douleur dans l'hypochondre droit.

7 P

Aucune remarque particulière dans les antécédents de la famille et dans les siens. Elle avait eu les maladies infantiles ordinaires, à part une pneumonie, dix ans avant son entrée. Elle avait mené une vie active.

Depuis son enfance, elle a été sujette à des indigestions et à une constipation prolongée. Elle n'a pas suivi de régime et elle a eu, durant les trois dernières années, des vomissements assez nombreux, le matin en particulier. La malade prend cinq à huit tasses de café par jour, elle aime surtout la pâtisserie, les choses acides, les piments, la salade. Menstruation normale.

A été mariée cinq ans. Un enfant vivant de 2 ans. Elle n'a aucune histoire précise d'attaque fébrile dans son passé ; elle vivait à la campagne sans proche voisin. Elle ne connaissait personne dans le voisinage ayant eu la fièvre typhoïde ou aucune autre fièvre de longue durée.

Cinq jours avant son entrée, la malade, après un repas copieux, a ressenti une douleur dans l'hypochondre droit, à 11 heures 1/2 du soir. Cet état continue jusqu'au lendemain matin.

La malade prend son déjeuner et le vomit en même temps que le dîner de la veille : la quantité de matières vomies est évaluée à deux litres par la malade.

Peu après, la douleur augmentant, la patiente demande de la morphine pour être soulagée. Depuis lors, elle a souffert d'une douleur plus ou moins constante sous les fausses côtes droites, non paroxistiques, sans irradiations. Cette douleur n'était pas aiguë, mais donnait la sensation d'une plaie. Depuis la première attaque aucun vomissement, aucun ictère. Le médecin qui a amené la malade à l'hôpital dit que, pendant l'attaque, elle a présenté de la fièvre ayant atteint le troisième jour 102 F.

Examen physique : Femme grande, bien développée, bien nourrie, sans jaunisse. Pouls régulier, 101. Examen de la poitrine négatif. Abdomen plein, il y a plutôt du tympanisme. Rigidité distincte du muscle grand droit du côté droit, avec hyperesthésie en ce point. A la palpation on sent profondément sous les fausses côtes une tuméfaction diffuse. Tympanisme en cet endroit. Foie non palpable.

Deux jours après son entrée, la température tombe à 99° F. Après administration de purgatif la malade se sentait assez bien ; le gonflement de l'abdomen avait disparu, le spasme dans l'hypochondre droit était moins accentuée.

Le troisième jour, température encore assez normale. Pas de rigidité, aucun endroit sensible. On sent dans l'hypochondre droit une masse dure et mobile appréciable seulement sous une forte pression. Pas d'albumine dans les urines ni de pigments biliaires. La malade se lève, se sent si bien qu'elle désire rentrer chez elle.

Depuis ce moment, en effet, on ne note plus aucun symptôme Il persiste dans l'hypochondre droit une masse lisse et ronde, -de la grosseur d'un rein, donnant au toucher la sensation nette de cet organe, et facile à prendre dans la main : elle est d'ailleurs absolument insensible.

Le 16 juin, le professeur Halsted l'opère : il fait une cholécystotomie. La vésicule biliaire est grosse, elle présente des adhésions récentes et contient des calculs biliaires. On en évacue le contenu et on installe un drainage permanent. Une incision verticale de 15 cent. de long, fut faite au-dessus de la tumeur, à travers le muscle grand droit. La cavité péritonéale ouverte, on découvre une vésicule distendue fixée par des adhérences récentes au foie et aux bords de la plaie. On sent les calculs à travers les parois de la vésicule et des conduits cystiques.

On fait une incision sur le fond de la vésicule : une petite quantité de matière muqueuse brunâtre, sans ressemblance, avec la bile, est évacuée avec quinze calculs d'un vert foncé, à facettes lisses, allant de la grosseur d'un pois à celle d'une chataîgne. Des cultures sont prises à l'intérieur du foyer. Un des plus gros calculs engagé dans un des conduits cystiques, n'est retiré qu'au prix de grandes difficultes. Aucun calcul dans les conduits plus bas situés.

Une suture en bourse au catgut est faite au fond de la vésicule: on introduit un drain entouré de gaze entre les lèvres de la suture. On unit les bords de l'ouverture à ceux du péritoine voisin par des fils de soie fine. On ferme la plaie abdominale par les procédés ordinaires.

La convalescence fut normale. La bile s'écoula à profusion. On enlève le drain le dixième jour ; le vingt-sixième la cicatrisation est complète.

Rapport bactériologique. — Des cultures furent prises sur

les adhérences de la vésicule et restèrent négatives. Celles du contenu de la vésicule montrèrent quelques organismes en forme de bâtonnets, aux extrêmités arrondies.

17 mars 1897. — A. Les cultures prises sur agar montrent, après dix-huit heures, vingt à trente colonies opalines, blanchâtres, séparées les unes des autres. Dans l'eau de condensation, on note de nombreux bacilles, dont quelques-uns très longs.

18 mars. B. — Après 2 jours, le bouillon d'inoculation de l'eau de condensation d'A donne un précipité nuageux, abondant. On ne peut obtenir la réaction de l'indol.

C. Après 24 heures, la gélatine durcie de B donne de nombreuses colonies brunâtres, granulées, non liquéfiables, rondes, d'apparence de verre pilé, sur la surface où elles ont poussé.

19 mars. — Des cultures sont prises d'une seule colonie de C et sont contrôlées par d'autres cultures prises sur une colonie isolée de l'agar original A, comme suit : D. l'inoculation sur agar montre, après 18 heures, une abondante poussée opaline de bacilles très mobiles, morphologiquement semblables au bacille typhique. Ils ne prennent pas le Gram.

E. Sur l'agar sucré, aucune production de gaz. F. sur pomme de terre, une poussée membraneuse invisible. G. Sur lait légèrement acidulé, aucune coagulation.

30 mars. — Des séries comparatives de cultures furent faites d'une seule colonie de l'agar original A. Comme contrôle, un bacille typhique indubitable obtenu par le Dr Carter, dans le laboratoire de pathologie, à une autopsie récente de dothiénentérie, fut employé.

3 avril 1897. — *Séro-réaction.* — Le sérum de la malade produit une réaction agglutinante, rapide et nette de l'organisme original même ainsi que du contrôle, tous deux obtenus sur l'agar vieux de quelques jours. Le sérum sanguin d'un typhique dans les provisions médicales produit une réaction similaire avec ces deux organismes. Le sérum d'un adulte sain ne produit ni agglutination, ni perte d'immobilité ni dans un cas ni dans l'autre.

Conclusions. — Le bacille trouvé a les propriétés de culture et les caractères morphologiques du bacille typhique.

La réaction de Vidal est positive à la fois avec le sérum de la malade et avec celui d'un typhique typique.

OBSERVATION XXIX

M. Von Dugern. — *Munschener Medicinische Wochenschrift*, 29 juin 1897.

Il s'agit d'une femme de 46 ans, K.... S. qui prenait la fièvre typhoïde le 24 décembre 1882, il y a donc 14 ans 1/2 et qui dura quatre semaines.

D'après les observations du docteur Grossmann qui l'a traité, la marche a été normale, aucun phénomène du côté des voies biliaires.

Depuis dix ans, le docteur Iraufmann l'observe et c'est à lui que je dois les renseignements qui suivront.

Du 10 août jusqu'au 28 septembre 1887, elle fut traitée à la clinique de gynécologie pour les suites d'un avortement.

A la suite de cela, se manifestaient pour la première fois (presque cinq ans après la fièvre typhoïde) de violents accès cardialgiques, le 12 et le 15 octobre avec forts vomissements. Cet état dura jusqu'au 27 octobre 1889. Point d'ictère.

Au mois de mai 1888 les mêmes accès se répétèrent et le 11 novembre ou constata une douleur dans l'hypochondre droit.

Des accès très violents se manifestèrent le 9 février 1889 et le 11 deux piqûres de morphine devinrent nécessaires.

Le 12, on constatait de l'ictère. Les douleurs ne cessèrent point pendant plusieurs semaines. Vomissements journaliers et presque régulièrement une heure à deux heures après le dîner.

Le 21 mars 1889. on observait une température de 39e 3. Le jour suivant pas de fièvre.

L'état décrit existait encore au mois d'avril, ensuite il s'améliorait un peu.

Ensuite, grands accès de douleurs du 17 au 22 juin. Une cure de Junau apportait quelque amélioration.

Mme S. resta assez bien portante jusqu'en 1895 (donc 6 ans).
Du 4 au 11 juillet des accès de colique hépatique se déclarèrent.
Du 3 au 27 septembre 1895 Mme S. souffrait d'une périostite du
maxillaire inférieur qui guérissait après une expulsion d'un
séquestre.

Un an plus tard, le 6 décembre 1896, on appela de nouveau
M. le docteur Iraufmann pour un accès de coliques. Il trouva
dans la région de la vésicule une tumeur ferme de la grosseur d'une petite poire.

Mi-février 1897, l'état s'aggravait. Continuelles douleurs dans
l'hipochondre droit ; frissons et sensation de chaleur.

Le médecin constatait une augmentation de température
vers le soir et une tumeur dans la partie droite supérieure de
l'abdomen.

Cette tumeur était d'abord dure, bosselée, se trouvait au
bord du foie. Elle grandissait et, après quinze jours, elle avait
le volume d'une tête de fœtus, ronde, polie, dure, sans fluctuation, nette, peu mobile sous la paroi abdominale. Point d'ictère.

Mme S... fut admise à la clinique médicale et, le 18 mars 1897,
transférée pour l'opération à la clinique chirurgicale.

Organes thoraciques normaux.

A la partie droite de l'abdomen, une tumeur ronde, de la
grosseur d'une tête d'enfant, empiétant légèrement sur' le
côté gauche. Elle est distante d'un travers de doigt du bord
costal en haut, à gauche de deux travers de doigt au-dessus
du nombril, vers les bras deux travers de doigt de l'épine
iliaque antéro-supérieure.

On peut enfoncer le doigt profondément vers le bas et sur
les côtes; vers le haut, on peut délimiter la tumeur à la palpation. Latéralement, il semble exister un pont entre elle et le
foie. La tumeur est peu mobile. La mobilité respiratoire à peu
près nulle.

La peau est bien mobile.

Fluctuation peu nette. Sensibilite modérée à la pression.
Dans l'urine, ni albumine, ni pigments biliaires. Sclérotiques
légèrement jaunes.

Par une incision longitudinale sur la partie supérieure de la
tumeur, M. le professeur Kraske, après avoir divisé la peau, la
graisse et le fascia supérieur, ouvre un abcès qui contenait à

peu près 150 cent. cubes de pus brun jaunâtre, pas teint par la bile. A cause du danger, on n'a pas recherché la correspondance avec la vésicule biliaire.

Mais, plus tard, le D^r von Chamisso, comme l'abcès se remplissait de pus, sonda avec une sonde fine de 10 centim. dans toutes les directions, et constata un trajet se dirigeant vers la vésicule biliaire, avec des parois déchiquetées, irrégulières.

On ne sentait pas de calcul. Un peu plus haut, en dedans de ce conduit, on sentait une masse dure, ronde, peu sensible (un calcul).

Les suites de l'opération furent normales, le pus sortait parfois teinté de bile ; la malade fut renvoyée, sur sa demande.

Dans le pus de l'abcès ouvert on trouva du bacille coli communis en culture pure, qui, d'après toutes les méthodes, est identique au bacille de la fièvre typhoïde.

La séro-réaction fut faite au moyen de ces cultures, avec le sang de la veine du bras de la malade. Elle fut faite aussi au moyen de cultures de bacilles pris dans la rate de deux sujets morts de fièvre typhoïde, et avec d'autres pris dans les selles.

La réaction agglutinante s'est produite, également, par des cultures du pus de l'abcès par celles de la rate des deux morts de fièvre typhoïde. Avec les cultures prises dans les selles normales il fallait une concentration beaucoup plus grande.

OBSERVATION XXX.

M. MAYO ROBSON. *Edinburg medical Journal, new series*, vol. VI, 1899.

En mai de cette année, j'ai opéré une malade de 48 ans, Mme H.., qui avait eu la fièvre typhoïde, il y a 20 ans, accompagnée de douleurs et d'hyperesthésie dans la région des fausses côtes droites et suivie, dans la même année, de ce qu'on a appelé spasmes. Ces spasmes, qui avaient quelques arrêts, continuèrent pendant toute la période qui la séparent de l'époque actuelle. Les attaques, pendant les deux ans que la malade passa avant de me voir, furent suivies régulièrement d'une légère jaunisse avec douleurs au-dessus de la partie gauche de l'abdomen et vomissements, laissant après elles une grande détérioration de la santé et une perte de poids s'élevant à 10 kilogs environ.

Quand je la vis, je constatai une hyperesthésie entre le neuvième cartilage costal et l'ombilic. Je la mis sur le compte d'une inflammation de la vésicule biliaire ; ce signe est, en effet, presque aussi important dans le point de Mac-Burney, dans l'appendicite. Il me conduisit, avec le léger ictère succédant à chaque attaque, à poser le diagnostic de lithiase biliaire, bien que la douleur, chez cette malade, eût siégé plus spécialement sur le côté gauche de l'abdomen.

La douleur du côté gauche dans la lithiase biliaire, comme je l'ai montré il y a quelques années, est toujours associée à des adhérences entre le pylore et la vésicule biliaire ou les conduits biliaires. Il semble, d'après ce cas et d'autres semblables, que, lorsque ce fait se produit, la douleur soit transportée du côté droit au côté gauche, comme des douleurs réflexes dans d'autres parties du corps.

Elle avait une dilatation d'estomac très marquée montrant que les adhérences viscérales rendaient le passage de la nourriture difficile. L'opération confirma le diagnostic sur tous les points. Après avoir retiré 46 calculs du conduit cystique dont l'un était engagé dans le conduit commun, et après avoir rompu les adhérences du pylore, j'ai drainé la vésicule.

La convalescence fut normale. La patiente se porte bien maintenant sous tous les rapports et a regagné sa perte de poids.

OBSERVATION XXXI

(M. Mixter, — *Boston medical and surgical,*
Journal, 25 mai 1899.)

Mme H. H.., 60 ans, fut admise aux soins médicaux de l'hôpital général de Massachussetts le 30 mars 1899.

Elle croit avoir une maladie de cœur depuis 20 ans.

Pendant ces sept dernières années elle a été atteinte de dypepsie et vomissait assez souvent ses aliments. Elle n'a jamais eu la jaunisse ; dernièrement elle a soigné son mari qui était atteint de fièvre typhoïde.

Elle a eu des douleurs dans le dos et les jambes pendant 9 jours.

A son entrée à l'hôpital sa température était de 105 F. Le pouls 120. La réaction de Vidal positive et marquée. A partir de cette époque la maladie suivit son cours ordinaire et le 18 avril la température redevint normale.

Le 27 mai elle eut une forte douleur dans l'épigastre et des vomissements et, le lendemain, elle eut un ictère intense. La température monta de 101 à 102 F. et, le 6 juin, comme les symptômes continuaient à être sérieux elle fut transportée dans le service de chirurgie, où l'abdomen fut ouvert. La vésicule était de grosseur moyenne et, après avoir été ouverte, on la trouva remplie de bile trouble et d'environ 30 calculs.

Après qu'on eut vidé la vésicule deux calculs furent trouvés dans le canal cholédoque. Ils en furent retirés à l'aide d'une incision. On ne fit pas de suture aux conduits. Un tube de verre fut placé dans la vésicule biliaire, entourée elle-même de gaze jusqu'à l'extrémité de l'incision.

Pendant l'opération une grande quantité de bile s'échappa dans la cavité abdominale, malgré la séparation de gaze.

L'abdomen fut soigneusement lavé et essuyé et l'incision externe fermée partiellement.

La guérison fut sans incident. La blessure se ferma entièrement. La patiente fut renvoyée, bien guérie le 19 juillet,

Des cultures de la vésicule biliaire au moment de l'opération donnèrent une culture pure de bacilles typhiques.

CONCLUSIONS

---

1. Il est très fréquent de constater, dans le cours de la fièvre typhoïde, des infections biliaires de diverse nature.

2. Ce sont, très probablement, ces infections hépatiques qui sont la cause de la lithiase biliaire constatée dans bon nombre de cas après la fièvre typhoïde. Il ne s'agit, là, que d'un cas particulier de la théorie infectieuse de la lithiase biliaire.

3. Les accidents de la lithiase biliaire consécutifs à la fièvre typhoïde ne se différencient en rien de ceux de la lithiase commune.

4. Cette fréquence des infections biliaires et de la

lithiase consécutivement à la fièvre typhoide montre la nécessité de surveiller tout spécialement l'appareil biliaire et de pratiquer le plus possible l'anti-
sepsie de l'intestin.

BIBLIOGRAPHIE

AUTEURS CONSULTÉS

BERNHEIM. — Article Ictère du Dictionnaire de Dechambre.

CHANTEMESSE. — Société médicale des Hôpitaux, juillet 1890.

CHARRIN et ROGER. — Société de Biologie, février 1891

CHAUFFART. — *Revue de Médecine*, février 1897.

CHIARI. — *Zeitschrift fur Helk*, 1894, XV

CUSHING. — *Butlet, of the Johns Hopkins Hospital*, mai 1898, août-septembre 1899.

DA COSTA. — *The Americain Journal of Medical Sciences*, août 1898.

DAURIAC — Thèse de Paris, 1896-97.

DUFOURT. — *Revue de Médecine*, mars 1893.

VON DUGERN. — *Münschener medicinische Wochenschrift.* Juin 1897.

DUPRÉ. — Thèse de Paris, 1896-97.

FOURNIER (Louis). — Thèse de Paris. 1895-96.

GALIPPE. — *Journal des Sciences médicales.* 1886

GILBERT. — *Archives de Médecine,* septembre 1898.

GILBERT et DOMINICI. Société de Biologie, juin 1894.

GILBERT ET FOURNIER. — Société de Biologie, juillet 1894, février 1896, octobre 1897.— *Presse Médicale*, mai 1898

GILBERT et GIRODE. — Société de Biologie, décembre 1890, mars 1891, décembre 1893.

Guarneri. — *Revista gen. Italica di clinica medica,* mai 1892.

Guillemin. — Thèse de Paris 1898-1899.

Hagenmuller. — Thèse de Paris 1878-1879.

Hanot. — *Bulletin médical,* janvier 1896.

Hanot et Letienne. — Société de Biologie, décembre 1896.

Hunter (William).— *Britisch Medical Journal,* octobre 1897.

Hartmann. — *Presse Médicale,* mars 1898.

Hunner (Guy). — *Bulletin of the Johns Hopkins Hospital,* août-septembre 1899.

Lannois.— Congrès de Bordeaux, 1895.

Letienne. — Thèse de Paris 1890-1891. *Archives générales de Médecine,* décembre 1891.

Longuet. — *Gazette des Hôpitaux,* décembre 1894.

Mignot. — Société anatomique, juin 1898. *Archives de Médecine,* août-septembre 1898.

Miller (Brown). — *Bulletin of the Johns Hopkins Hospital.* mai 1898.

Mixter. — *Boston medical and surgical Journal,* mai 1899.

Naunyn.— Congrès de Wiesbaden 1891.— *Münchenter medicinische Wochenschrift,* octobre 1898.

Richardson.—*Boston medical and surgical journal,* mai 1899.

Robson (Mayo). — *Edinburg medical journal* 1899, vol. VI.

Sabourin. — *Revue de Médecine,* 1882.

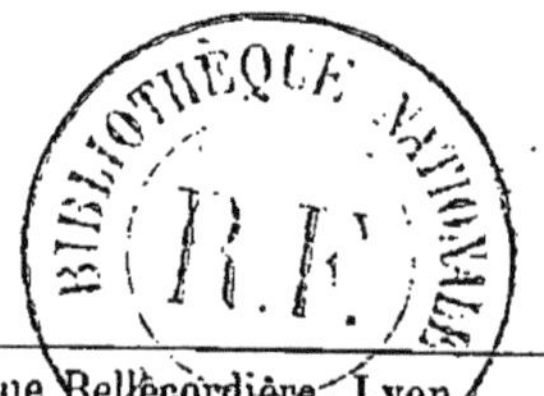

79.133 — Imp. P. Legendre et Cie, 14, rue Bellecordière, Lyon

www.ingramcontent.com/pod-product-compliance
Ingram Content Group UK Ltd.
Pitfield, Milton Keynes, MK11 3LW, UK
UKHW020932140726
13695UKWH00003B/1041

9 782014 064377